II Executive Summary

II. Executive Summary

1-A. カルシニューリン阻害薬（腎移植）

※膵移植は腎移植の記載に準じる

1 TDMの適応

- タクロリムス，シクロスポリンの投与を受けているすべての腎移植患者においてTDMを推奨する。
- 注：指示がない場合は，シクロスポリンはマイクロエマルジョン製剤について記してある。タクロリムスの剤型の考慮については必要に応じて随時示す。

2 PKパラメータ

パラメータ	タクロリムス	シクロスポリン
F	0.20（0.05〜0.65）	0.38（0.35〜0.42）
Vd（L/kg）	1.0	3.5
CL（mL/min/kg）	1.63〜2.0	9.3
$T_{1/2}$（hr）	7.9（4〜41）	7.4（5〜41）
血球移行性（%）	95	65
タンパク結合率（%）	99	>90
その他	AUCが最も臨床効果と関係する体内動態パラメータと考えられているが，AUC_{0-12}の頻繁測定は困難なため，AUCを反映できるパラメータを測定する	

※タクロリムスは一般製剤の結果を使用

3 TDMの方法

a. 測定試料

- 全血を用いる（採血管はEDTA・2Kを用いる）。

b. 採血ポイント（タイミング）

- タクロリムス：トラフ値のモニタリングが推奨されるが，必要に応じてAUCをモニタリングする場合もある。なお，タクロリムスTDMにおける「トラフ値」では，一般製剤（前日夕の服用からの12時間トラフ値）と徐放性製剤（グラセプター®，前日朝の服用からの24時間トラフ値）の違いに注意する。
- シクロスポリン：移植直後の急性期はトラフ値のみ，またはトラフ値とC_2値の両値，あるいはAUC_{0-4}のモニタリングが必要と考えられる。維持期においてもトラフ値に

加えてAUCをモニタリングすることがある。
- いずれの薬物においても，外来患者のトラフモニタリングの場合は朝の服用をせずに来院し，採血を行ってから服用することを推奨する。

c. 測定頻度（開始時期，変更後の測定タイミング）
- 測定頻度：移植前から投与されているので，移植当日の術前値からモニタリングを開始し，術後1週間程度は頻回に測定する。その後は退院（3～4週）まで週に2～3回，退院後3カ月目までは月に2回程度，3カ月以降は月に1～2回の頻度でモニタリングを行う。また，必要に応じて外来時であってもAUCを評価する。
- 静脈注射から経口投与，経口投与から静脈注射への切り替えの際は，切り替えから12～24時間後に測定を実施する。
- 採血の許容時間：トラフ値測定用の採血は，一般製剤の場合は次回服用までの1時間以内に実施するのが望ましい。タクロリムス徐放性製剤（グラセプター®）の場合は，次回服用までの2時間以内に実施するのが望ましい。

4 目標血中濃度

カルシニューリン阻害薬＋代謝拮抗薬（ミコフェノール酸モフェチルまたはミゾリビン）＋ステロイド＋バシリキシマブの4剤併用の場合

術後経過時間	タクロリムス	シクロスポリン		
	トラフ値 (ng/mL)	トラフ値 (ng/mL)	C_2値 (ng/mL)	AUC_{0-4} (ng·hr/mL)
0～1カ月	6～12	150～250	1,000～1,200	3,000～3,500
1～3カ月	5～8	100～150	800～1,000	2,000～3,000
3カ月以降	5前後	<100	600～800	1,500～2,000

※タクロリムスについては，一般製剤，徐放性製剤のまとめ

5 投与設計

a. 初期投与設計
- 生体腎移植の場合は移植術の2～3日前から以下の投与量にて開始する。ただし，ABO不適合症例，抗ドナー抗体陽性症例，その他ハイリスク症例の場合は，移植術の1カ月前より投与開始することがある。
- タクロリムス（一般製剤）：1回0.05～0.125 mg/kgを1日2回（0.1～0.25 mg/kg/day）12時間毎に経口投与
- タクロリムス（徐放性製剤）：1回0.1～0.2 mg/kgを1日1回（0.1～0.2 mg/kg/day）24時間毎に経口投与
- シクロスポリン：1回3～4 mg/kgを1日2回（6～8 mg/kg/day）12時間毎に経口投与

- 献腎移植の場合は手術当日に投与を開始する。

b. 投与法（静脈注射）
- タクロリムス：24時間持続静注。経口投与の1/5～1/3の用量（0.03～0.1 mg/kg/day）
- シクロスポリン：1回1～2 mg/kgを1日2回2～4時間の点滴静注。経口投与の1/3～1/2の用量（2～4 mg/kg/day）

c. 食事の影響
- 消化管吸収は食事の影響を受けるため、食後、食前、空腹時いずれかの一定条件で投与する。

d. 静脈注射と経口投与の切り替え換算値
- 静脈注射から経口投与に切り替える場合は静注量の3～5倍（タクロリムス）、2～3倍（シクロスポリン）にして投与する。
- 経口投与から静脈注射に切り替える場合は経口投与量の1/5～1/3（タクロリムス）、1/3～1/2（シクロスポリン）にして投与する。

e. タクロリムスとシクロスポリンの切り替え換算値
- タクロリムスからシクロスポリンに切り替える場合の投与量は、タクロリムス投与量の20～25倍、目標トラフ値は15倍程度とする。
- シクロスポリンからタクロリムスに切り替える場合の投与量は、シクロスポリン投与量の1/25～1/20、目標トラフ値は1/15程度とする。

6 特定の背景を有する患者など

- **腎機能障害患者・透析患者**：腎機能障害、透析による影響は受けない。
- **肝機能障害患者**：軽度の肝機能障害では血中濃度に影響しない。
- **小　児**：体重あたりの投与量の増量を考慮する。
- **高齢者**：高齢者に対する初期投与量は通常量でよい（若年成人と高齢者で薬物動態に明らかな差はない）。
- **妊婦・授乳婦**：先天異常発生率は一般集団と比べて差はなく、移植後の妊娠では服用を継続するのが一般的である。投与中は授乳を控える（乳汁中移行が確認されている）。
- **下　痢**：タクロリムスは、トラフ値は低下する場合もあるが、反対に血中濃度が上昇することもあるため測定頻度を高めることを考慮する。シクロスポリンはトラフ値に基本的には影響はないが若干低下する場合もあるため測定頻度を高めることを考慮する。

7 薬物相互作用

- 血中濃度を上げる併用薬剤：CYP3A4阻害薬またはP糖タンパク質阻害薬
- 血中濃度を下げる併用薬剤：CYP3A4誘導薬

8 測定法

- 測定値と測定法は併せて評価する。
- タクロリムス：CLIA法，ACMIA法，EMIT法，ECLIA法，LC-MS/MS法，LTIA法
- シクロスポリン：CLIA法，ACMIA法，EMIT法，ECLIA法，CEDIA法，LC-MS/MS法
- 検体の保存：当日測定の場合は常温，1週間以内に再測定する可能性のある場合は冷蔵，長期保存が必要な場合は冷凍（−20℃以下）とする。

9 その他

a. 遺伝子多型の影響

- *CYP3A5*：タクロリムスの体内動態に影響を及ぼす。*CYP3A5*3/*3*は*CYP3A5*1*キャリアに比較して，タクロリムスの投与量の減量を考慮する必要がある。シクロスポリンの使用に際しては考慮する必要はない。
- *ABCB1*：タクロリムス，シクロスポリンの使用に際して考慮する必要はない。

b. 医療材料の影響

- タクロリムス，シクロスポリンいずれの注射製剤も，PVC製の輸液容器やチューブなどに吸着し，PVCの可塑剤であるDEHPが溶出するので，PVC製の医療材料は使用しない。

1-B. カルシニューリン阻害薬（肝移植）

1　TDMの適応

- タクロリムス，シクロスポリンの投与を受けているすべての肝移植患者においてTDMを推奨する。
- 注：指示がない場合は，シクロスポリンはマイクロエマルジョン製剤について記してある。タクロリムスの剤型の考慮については必要に応じて随時示す。

2　PKパラメータ

パラメータ	タクロリムス	シクロスポリン
F*	0.0677	—
Vd（L/kg）*	1.52	—
CL（mL/min/kg）	術後経過により変動	
$T_{1/2}$（hr）	術後経過により変動	
血球移行性（％）	97	65
タンパク結合率（％）	99	>90
その他	AUCが最も臨床効果と関係する体内動態パラメータと考えられているが，AUC_{0-12}の頻繁測定は困難なため，AUCを反映できるパラメータを測定する	

※タクロリムスは一般製剤の結果を使用
*FとVdについては，母集団薬物速度論により個体間変動が57.4％，63.0％と算出されているが，観察データではないため数値の幅としては記載しない

3　TDMの方法

a. 測定試料
- 全血を用いる（採血管はEDTA・2Kを用いる）。

b. 採血ポイント（タイミング）
- タクロリムス：トラフ値のモニタリングが推奨される。
- シクロスポリン：移植直後の急性期はトラフ値を中心に週1回程度C_2を，維持期ではトラフ値をモニタリングすることが多い。
- いずれの薬物においても，外来患者のトラフモニタリングの場合は朝の服用をせず

に来院し，採血を行ってから服用することを推奨する。

c. 測定頻度（開始時期，変更後の測定タイミング）

- **タクロリムス**：肝移植術の翌朝に経口投与開始として翌朝から測定する。術後2週間は毎日，その後週2～3回を目安とする。持続静注を用いる場合は，血中濃度が安定するまでの間は，毎日朝のトラフ値に加えて用量変更後など複数回のモニタリングが推奨される場合がある。
- **シクロスポリン**：肝移植術の翌朝に経口投与開始としてその翌朝から測定する。術後2週間は毎日（C_2は週に1, 2回），3週目は隔日（C_2は週1回），4週目は週2回を目安とする。
- 静脈注射から経口投与，経口投与から静脈注射への切り替えの際は，切り替えから12～24時間後に測定を実施する。肝移植後シクロスポリン注射製剤を用いて導入を行う場合，トラフと4時間の点滴終了時（C_4）に測定を実施する。目標血中濃度は，トラフ/C_4が術後1カ月目まで300～400/700～1,000 ng/mL，術後3カ月目まで150～300/500～700 ng/mL，術後3カ月目以降80～150/300～500 ng/mL。

4 目標血中濃度

- **タクロリムス**：経口投与で導入の場合，術後4日目までの平均が7 ng/mL以上または4日目までのどこかで10 ng/mL以上，以降術後7日目まで10～15 ng/mL，以降術後14日目まで9～12 ng/mL，以降術後28日目まで8～10 ng/mL，退院後5～8 ng/mL。持続静注の場合，術後7日目までは12～15 ng/mL，以後経口投与に準じてコントロールする。
- **シクロスポリン**：C_2は700 ng/mL以上，トラフ値は200 ng/mL以下。

5 投与設計

a. 投与法（内服）

- **タクロリムス**：肝移植術翌日から投与を開始するが，腎機能を含むさまざまな容態を考慮しながら初期用量を含めて調節する。したがって，投与開始後のTDMの結果に基づく用量調節が重要である。初期用量の一例を次に示す。

  ［成人］
  - 生体ドナー，左葉グラフト：1回0.5 mgを1日2回，12時間毎に経口投与
  - 生体ドナー，右葉グラフト：1回1.0 mgを1日2回，12時間毎に経口投与
  - 脳死ドナー，全肝グラフト：1回1.0～1.5 mgを1日2回，12時間毎に経口投与

  ［小児］
  - 1回0.04～0.05 mg/kgを1日2回（0.08～0.1 mg/kg/day）12時間毎に経口投与

- シクロスポリン：1回4 mg/kgを1日2回（8 mg/kg/day）12時間毎に経口投与。ただし腎機能が低下しておりトラフ値が下がらない患者は，1日1回投与を考慮する。その際の用量は1日2回投与の場合の1日量の80％を目安とする（トラフ値は200 ng/mL以下を目標とする）。

b. 投与法（静脈注射）
- タクロリムス：24時間持続静注。
- シクロスポリン：1日2回2〜4時間の点滴静注。

c. 食事の影響
- 大きいので，食後，食前，空腹時いずれかの一定条件で投与する。

d. 静脈注射と経口投与の切り替え換算値
- 経口投与に切り替える場合は，タクロリムスは静注量の約3〜7倍を，シクロスポリンは静注量の約3〜4倍を2分割して投与する。切り替え時は，経口投与の12時間前に静注を中止するなど，経口投与後の血中濃度が高値となり過剰免疫抑制にならないように慎重に開始する。

e. タクロリムスとシクロスポリンの切り替えの換算値
- 術後経過日数ならびに患者の容態によって目標血中濃度が異なるため，随時関係者間で相談のうえ決定する。

6 特定の背景を有する患者など

- 腎機能障害患者・透析患者：腎機能障害，透析による影響は受けない。
- 肝機能障害患者（移植肝機能障害）：肝移植直後のクリアランスは移植肝重量に依存し，術後の経過日数とともに増大するため，血中濃度にも影響があり測定頻度を高めることを考慮する。
- 小　児：体重あたりの投与量の増量を考慮する。
- 高齢者：高齢者に対する初期投与量は通常量でよい（若年成人と高齢者で薬物動態に明らかな差はない）。
- 妊婦・授乳婦：先天異常発生率は一般集団と比べて差はなく，移植後の妊娠では服用を継続するのが一般的である。投与中は授乳を控える（乳汁中移行が確認されている）。
- 下　痢：タクロリムスは，トラフ値は低下する場合もあるが，反対に血中濃度が上昇することがあるため測定頻度を高めることを考慮する。シクロスポリンは，トラフ値に基本的には影響はないが若干低下する場合もあるため測定頻度を高めることを考慮する。
- 胆汁ドレーン（Tチューブ）抜去時：血中濃度が変動する可能性があり，測定頻度を高めることを考慮する。

7 薬物相互作用

- 血中濃度を上げる併用薬剤：CYP3A4阻害薬またはP糖タンパク質阻害薬
- 血中濃度を下げる併用薬剤：CYP3A4誘導薬

8 測定法

- 測定値と測定法は併せて評価する。
- タクロリムス：CLIA法，ACMIA法，EMIT法，ECLIA法，LC-MS/MS法，LTIA法
- シクロスポリン：CLIA法，ACMIA法，EMIT法，ECLIA法，CEDIA法，LC-MS/MS法
- 検体の保存：当日測定の場合は常温，1週間以内に再測定する可能性のある場合は冷蔵，長期保存が必要な場合は冷凍（−20℃以下）とする。

9 その他

a. 遺伝子多型の影響

- *CYP3A5*：タクロリムスの体内動態に影響を及ぼす。*CYP3A5*3/*3*は*CYP3A5*1*キャリアに比較して，タクロリムスの投与量の減量を考慮する必要がある。シクロスポリンの使用に際しては考慮する必要はない。
- *ABCB1*：タクロリムス，シクロスポリンの使用に際して考慮する必要はない。

b. 医療材料の影響

- タクロリムス，シクロスポリンいずれの注射製剤も，PVC製の輸液容器やチューブなどに吸着し，PVCの可塑剤であるDEHPが溶出するので，PVC製の医療材料は使用しない。

1-C. カルシニューリン阻害薬（心移植）

1 TDMの適応

- タクロリムス，シクロスポリンの投与を受けているすべての心移植患者においてTDMを推奨する。
- 注：指示がない場合は，シクロスポリンはマイクロエマルジョン製剤について記してある。タクロリムスの剤型の考慮については必要に応じて随時示す。

2 PKパラメータ

パラメータ	タクロリムス	シクロスポリン
F	0.20±0.18	0.38（0.35～0.42）
Vd（L/kg）	1.010±0.382（0.562～1.615）	3.5
CL（L/hr·kg）	0.120±0.050（0.0611～0.200）	0.56
$T_{1/2}$（hr）	7.93±5.16（4.27～18.8）	7.4（5～41）
血球移行性（%）	94.35±0.10	65
タンパク結合率（%）	99.0±0.2	>90
その他	AUCが最も臨床効果と関係する体内動態パラメータと考えられているが，AUC_{0-12}の頻繁測定は困難なため，AUCを反映できるパラメータを測定する	

※タクロリムスは一般製剤の結果を使用。心移植に関するデータはないため，腎移植のデータを参照

3 TDMの方法

a. 測定試料
- 全血を用いる（採血管はEDTA・2Kを用いる）。

b. 採血ポイント（タイミング）
- タクロリムス：トラフ値のモニタリングが推奨されるが，必要に応じてAUC_{0-12}をモニタリングする場合もある。
- シクロスポリン：移植直後の急性期はトラフ値のモニタリングが推奨されるが，維持期においてはトラフ値とC_2値の両値，ときにAUC_{0-4}のモニタリングが必要と考えられる。必要に応じてAUC_{0-12}をモニタリングすることがある。
- いずれの薬物においても，外来患者のトラフモニタリングの場合は朝の服用をせずに来院し，採血を行ってから服用することを推奨する。

c. 測定頻度（開始時期，変更後の測定タイミング）

- **測定頻度**：原則，移植前には投与しない。移植直後に尿量が確保されるのを確認してから，経口または経管で投与を開始し，その後モニタリングを開始する。術後1週間程度（血中濃度が目標濃度になることを確認するまで）は2回/dayで測定する。血中濃度の安定を確認した後は，毎日（移植後2週間程度），その後退院（平均5〜7週間）まで週に2〜3回，退院後3カ月目までは週に1〜2回程度，3カ月以降は月に1〜2回の頻度でモニタリングを行う。

  拒絶反応が疑われる場合，種々の事情で血中濃度が安定しない場合（*CYP3A5*遺伝子多型など）は，適宜測定回数を増やす。また，必要に応じて外来時であってもAUCを評価する。

- 移植直後の静脈内投与は薬剤性の腎機能障害発現の可能性が高く，原則行わない（静脈内投与は，長期に経口または経管投与ができない場合に限る）。静脈注射から経口投与，経口投与から静脈注射への切り替えの際は，切り替えから血中濃度が安定するまで12時間ごとに測定を実施する。

4 目標血中濃度

カルシニューリン阻害薬＋代謝拮抗薬（ミコフェノール酸モフェチル）＋ステロイドの3剤併用の場合

術後経過時間	タクロリムス トラフ値 (ng/mL)	シクロスポリン トラフ値 (ng/mL)	シクロスポリン C_2値 (ng/mL)	シクロスポリン AUC_{0-4} (ng·hr/mL)
0〜3カ月	9〜12	200〜350	1,000〜1,400	3,000〜3,500
3〜6カ月	8〜9	150〜250	800〜1,200	2,000〜3,000
6カ月〜3-5年	6〜8	100〜200	600〜1,000	1,500〜2,500
3-5年以降	5前後	80〜100	600前後	1,500〜2,000

＊併用薬がミコフェノール酸モフェチルの代わりにエベロリムスであれば目標血中濃度量を約50％に下げ，アザチオプリンであれば目標血中濃度量を約20〜30％上げる

5 投与設計

a. 初期投与設計

- 原則移植前には投与しない。移植直後に尿量が確保されるのを確認してから，経口または経管で投与を開始する。高齢，小児，腎機能障害例などには，バシリキシマブを投与し，カルシニューリン阻害薬の開始を遅らせ，投与後の増量のスピードを緩徐にする。
- **タクロリムス（一般製剤）**：尿量の確保を確認してから，1回0.5 mgを1日2回12時間毎に経口投与し，目標濃度に達するまで漸増する。心移植では，腎機能障害や種々の

脳血管障害をきたしやすいので，血中濃度のトラフ値が15 ng/mL，高くても20 ng/mLを超えないことが望ましい。頭痛，痙攣や振戦などの症状が認められた場合には，精査を行う。

- **タクロリムス (徐放性製剤)**：心移植でのエビデンスが少ないため原則使用しない。一般製剤から切り替える場合は，同一1日用量を1日1回朝経口投与する。
- **シクロスポリン**：尿量の確保を確認してから，1日量3 mg/kg を1日2回に分けて経口投与する。以後徐々に増量し，目標濃度に達するまで漸増する。

b. 投与法 (静脈注射)

- 原則としてカルシニューリン阻害薬の静脈内投与は行わない。長期間経口または経管で投与できない時には，腎機能障害に注意しながら，少量から漸増する。
- **タクロリムス**：経口投与の1/5の用量 (0.01 mg/kg/day) を生理食塩液またはブドウ糖注射液で希釈して24時間かけて点滴静注する。
- **シクロスポリン**：シクロスポリンとして1～2 mg/kg/dayを24時間かけて点滴静注する。

c. 食事の影響

- 消化管吸収は食事の影響を受けるため，食後，食前，空腹時いずれかの一定条件で投与する。トラフ値が変動しないように，12時間毎の服用遵守を指導する。

d. 静脈注射と経口投与の切り替え換算値

- 静脈注射から経口投与に切り替える場合は静注1日量の2～3倍 (シクロスポリン)，3～5倍 (タクロリムス) を1日2回で投与する。経口投与から静脈注射に切り替える場合は経口1日投与量の1/3～1/2 (シクロスポリン)，1/5～1/3 (タクロリムス) にして24時間で投与する。

e. シクロスポリンとタクロリムスの切り替え換算値

- タクロリムスとシクロスポリンの切り替えを行う場合は，腎機能障害を予防するため，いずれの場合も併用は避ける。タクロリムスからシクロスポリンに切り替える場合は，シクロスポリンの投与量はタクロリムスの20～25倍とし，血中濃度はその時点のシクロスポリンの目標トラフ値とする。
- シクロスポリンからタクロリムスに切り替える場合のタクロリムスの投与量はシクロスポリンの1/25～1/20とし，血中濃度はその時点のタクロリムスの目標トラフ値とする。
- ただし，後述するようにタクロリムスの血中濃度はCYP3A5の遺伝子多型の影響を受けるので，切り替え時の投与量の換算値は，多型によって異なることも考慮する。

6 特定の背景を有する患者など

- **腎機能障害患者・透析患者**：腎機能障害，透析による影響は受けない。

- **肝機能障害患者**：軽度の肝機能障害では血中濃度に影響しない。
- **小　児**：体重あたりの投与量の増量を考慮する。
- **高齢者**：高齢者に対する初期投与量は通常量でよいが，腎機能障害に注意する（若年成人と高齢者で薬物動態に明らかな差はない）。
- **妊婦・授乳婦**：先天異常発生率は一般集団と比べて差はなく，移植後の妊娠では服用を継続するのが一般的である。投与中は授乳を控える（乳汁中移行が確認されている）。
- **下　痢**（ミコフェノール酸モフェチル併用時は下痢の発生頻度が高い）：タクロリムスは，トラフ値は低下する場合もあるが，反対に血中濃度が上昇することがあるため測定頻度を高めることを考慮する。シクロスポリンは，トラフ値に基本的には影響はないが若干低下する場合もあるため測定頻度を高めることを考慮する。

7 薬物相互作用

- **血中濃度を上げる併用薬剤**：CYP3A4阻害薬またはP糖タンパク質阻害薬
- **血中濃度を下げる併用薬剤**：CYP3A4誘導薬

8 測定法

- 測定値と測定法は併せて評価する。
- **タクロリムス**：CLIA法，ACMIA法，EMIT法，ECLIA法，LC-MS/MS法，LTIA法
- **シクロスポリン**：CLIA法，ACMIA法，EMIT法，CEDIA法，ECLIA法，LC-MS/MS法
- **検体の保存**：当日測定の場合は常温，1週間以内に再測定する可能性のある場合は冷蔵，長期保存が必要な場合は冷凍（－20℃以下）とする。

9 その他

a. 遺伝子多型の影響

- *CYP3A5*：タクロリムスの体内動態に影響を及ぼす。*CYP3A5*3/*3*は*CYP3A5*1*キャリアに比較して，タクロリムスの投与量の減量を考慮する必要がある。シクロスポリンの使用に際しては考慮する必要はない。
- *ABCB1*：タクロリムス，シクロスポリンの使用に際して考慮する必要はない。

b. 医療材料の影響

- タクロリムス，シクロスポリンいずれの注射製剤も，PVC製の輸液容器やチューブなどに吸着し，PVCの可塑剤であるDEHPが溶出するので，PVC製の医療材料は使用しない。

1-D. カルシニューリン阻害薬（肺移植）

1 TDMの適応

- タクロリムス，シクロスポリンの投与を受けているすべての肺移植患者においてTDMを推奨する。
- 注：指示がない場合は，シクロスポリンはマイクロエマルジョン製剤について記してある。タクロリムスの剤型の考慮については必要に応じて随時示す。

2 PKパラメータ

パラメータ	タクロリムス	シクロスポリン	
		CF*患者	CF患者以外
F	0.29（0.05～0.67）	0.15（0.09～0.21）	0.39（0.29～0.50）
Vd（L/kg）	1.010±0.382（0.562～1.615）	4.0（1.8～6.2）	
CL（L/hr·kg）	0.120±0.050（0.0611～0.200）	0.34（0.29～0.40）	
$T_{1/2}$（hr）	12（4～41）	8.1（2.2～14.0）	
血球移行性（％）	85～95	65	
タンパク結合率（％）	99	>90	

※タクロリムスは一般製剤の結果を使用。VdおよびCLに関するデータはないため，腎移植のデータを参照
*CF：嚢胞性線維症

3 TDMの方法

- 肺移植後のTDM管理については，脳死ドナー由来および生体ドナー由来で共通とする。

a. 測定試料
- 全血を用いる（採血管はEDTA・2Kを用いる）。

b. 採血ポイント（タイミング）
- タクロリムス：トラフ値のモニタリングが推奨されるが，必要に応じてAUCをモニタリングする場合もある。
- シクロスポリン：トラフ値を中心にモニタリングし，必要に応じてC_2を確認する。
- いずれの薬物においても，外来患者のトラフモニタリングの場合は朝の服用をせず

に来院し，採血を行ってから服用することを推奨する。

c. 測定頻度（開始時期，変更後の測定タイミング）

- タクロリムス：術後1～2週間程度は毎日測定し，血中濃度が安定したことを確認した後は，週に2～4回を目安とする。
- シクロスポリン：術後1～2週間程度は毎日測定し，血中濃度が安定したことを確認した後は，週に2～4回を目安とする。
- 静脈注射から経口投与，経口投与から静脈注射への切り替えの際は，切り替えから12～24時間後に測定を実施する。
- 採血の許容時間：トラフ値測定用の採血は，一般製剤の場合は次回服用までの1時間以内に実施するのが望ましい。タクロリムス徐放性製剤（グラセプター®）の場合は，次回服用までの2時間以内に実施するのが望ましい。

4 目標血中濃度

カルシニューリン阻害薬＋代謝拮抗薬（ミコフェノール酸モフェチル）＋ステロイドの3剤併用の場合

術後経過期間	タクロリムス トラフ値 (ng/mL)	術後経過期間	シクロスポリン トラフ値 (ng/mL)	C_2値 (ng/mL)
0～1カ月	10～15	0～1カ月	250～350	1,200
1カ月以降	8～12	1～3カ月	200～300	800～1,200
		3カ月以降	150～250	600～800

5 投与設計

- 肺移植患者では，アゾール系抗真菌薬を併用する場合が多いため，カルシニューリン阻害薬の用量および血中濃度は薬物相互作用のうえで管理されていることに十分注意すること。また，アゾール系抗真菌薬を併用している場合，血中濃度測定が可能な薬剤であれば，アゾール系抗真菌薬についても別途TDMを実施することが望ましい。

a. 初期投与設計

- 移植手術日当日または翌日から以下の投与量にて開始する。
- **タクロリムス（一般製剤）**：1回0.025～0.15 mg/kgを1日2回（0.05～0.3 mg/kg/day）12時間毎に経口投与
- **タクロリムス（徐放性製剤）**：術後，血中濃度が安定したことを確認したうえで，徐放性製剤に切り替える場合，1回量は，切り替え時の1日2回製剤の1日総量とし，24時間毎に経口投与

- シクロスポリン：1回2〜5 mg/kgを1日2回（4〜10 mg/kg/day）12時間毎に経口投与

b. **投与法（静脈注射）**
- タクロリムス：24時間持続静注。経口投与量の約1/3の用量（0.015〜0.1 mg/kg/day）
- シクロスポリン：1回0.5〜1.5 mg/kgを1日2回2〜4時間の点滴静注。経口投与量の1/5〜1/3の用量（1〜3 mg/kg/day）

c. **食事の影響**
- 消化管吸収は食事の影響を受けるため，食後，食前，空腹時いずれかの一定条件で投与する。

d. **静脈注射と経口投与の切り替え換算値**
- 経口投与から静脈注射に切り替える場合は経口投与量の約1/3（タクロリムス），1/5〜1/3（シクロスポリン）にして投与する。

e. **タクロリムスとシクロスポリンの切り替え換算値**
- タクロリムスからシクロスポリンに切り替える場合の投与量は20〜25倍，目標トラフ値は15倍程度とする。
- シクロスポリンからタクロリムスに切り替える場合の投与量は1/25〜1/20，目標トラフ値は1/15程度とする。

6 特定の背景を有する患者など

- **腎機能障害患者・透析患者**：腎機能障害，透析による影響は受けない。
- **肝機能障害患者**：軽度の肝機能障害では血中濃度に影響しない。
- **小　児**：体重あたりの投与量の増量を考慮する。
- **高齢者**：高齢者に対する初期投与量は通常量でよい（若年成人と高齢者で薬物動態に明らかな差はない）。
- **妊婦・授乳婦**：先天異常発生率は一般集団と比べて差はなく，移植後の妊娠では服用を継続するのが一般的である。投与中は授乳を控える（乳汁中移行が確認されている）。
- **下　痢**：タクロリムスは，トラフ値は低下する場合もあるが，反対に血中濃度が上昇することがあるため測定頻度を高めることを考慮する。シクロスポリンは，トラフ値に基本的には影響はないが若干低下する場合もあるため測定頻度を高めることを考慮する。

7 薬物相互作用

- **血中濃度を上げる併用薬剤**：CYP3A4阻害薬またはP糖タンパク質阻害薬
- **血中濃度を下げる併用薬剤**：CYP3A4誘導薬

8 測定法

- 測定値と測定法は併せて評価する。
- **タクロリムス**：CLIA法，ACMIA法，EMIT法，ECLIA法，LC-MS/MS法，LTIA法
- **シクロスポリン**：CLIA法，ACMIA法，EMIT法，ECLIA法，CEDIA法，LC-MS/MS法
- **検体の保存**：当日測定の場合は常温，1週間以内に再測定する可能性のある場合は冷蔵，長期保存が必要な場合は冷凍（－20℃以下）とする。

9 その他

a. 遺伝子多型の影響

- *CYP3A5*：タクロリムスの体内動態に影響を及ぼす。*CYP3A5**3/*3 は *CYP3A5**1 キャリアに比較して，タクロリムスの投与量の減量を考慮する必要がある。シクロスポリンの使用に際しては考慮する必要はない。
- *ABCB1*：タクロリムス，シクロスポリンの使用に際して考慮する必要はない。

b. 医療材料の影響

- タクロリムス，シクロスポリンいずれの注射製剤も，PVC製の輸液容器やチューブなどに吸着し，PVCの可塑剤であるDEHPが溶出するので，PVC製の医療材料は使用しない。

2. ミコフェノール酸

1 TDMの適応

- ミコフェノール酸モフェチルの投与を受けているすべての患者においてTDMを推奨する。

2 PKパラメータ

パラメータ	値
F	1.0（カプセル，懸濁用散）
Vd (L/kg)	3.75
CL (L/hr)	26
$T_{1/2}$ (hr)	17
血球移行性	血球にはほとんど移行しない
タンパク結合率（%）	97〜99
急性拒絶反応，骨髄機能障害（白血球減少，血小板減少，貧血）	AUC_{0-12} と相関する
ウイルス感染症，消化器症状（下痢，胃腸障害，嘔気）	AUC_{0-12} との相関性が弱い
トラフなどのシングルポイントのみを用いたTDMは推奨されていない	

3 TDMの方法

- EMIT法では，抗凝固剤入りの採血管（EDTA・2Na，2Kまたはヘパリン）を使用する。HPLC法では，プレーン採血管を用いても構わない。また，PETINIA法やEnzyme-mimicking assay法では，プレーン採血管または抗凝固剤入りの採血管（EDTA・2Na，2K）を使用する。
- 複数回採血やlimited sampling strategyによるAUC_{0-12}を用いた評価が推奨されている。投与開始後1週間目にAUC_{0-12}の評価を実施する。
- 急性期（移植後1カ月以内）では1週間ごと，移行期（移植後1〜3カ月）では1カ月ごと，維持期（移植後3カ月〜1年）では3カ月ごと，維持期（移植後1年以降）では1年ごとまたはイベント発生ごとにTDMを実施する。
- 投与量変更後1週間目にTDMを実施する。
- AUC_{0-12}の評価では，投与後4時間以内の採血時間のずれは測定値の評価に注意する。

トラフ値の評価において，2時間程度の採血時間のずれは許容される。

4 目標血中濃度

- 心移植ならびに腎移植の場合 AUC_{0-12} 30～60 μg・hr/mL（EMIT 法や PETINIA 法では，AUC_{0-12} 37～70 μg・hr/mL）を目標とする。トラフ値はばらつきが多いが，1.0～3.0 μg/mL（HPLC-UV 法，Enzyme mimicking assay 法），1.3～4.5 μg/mL（EMIT 法や PETINIA 法）を参考にする。他の臓器移植についてもこれらの情報を参考にする。

5 投与設計

- 成人に対しては，1回750～1,000 mg または10～15 mg/kg/回を1日2回12時間毎に投与する。なお，投与量については，患者の病態や免疫抑制薬のプロトコールに合わせて，適宜，増減する。
- 食事の影響は受けにくい。採血回数を減らすため，併用されるカルシニューリン阻害薬と投与タイミングを合わせる。

6 特定の背景を有する患者など

- 腎機能障害患者・透析患者：クレアチニンクリアランス25 mL/min 以下の患者では，減量を考慮する。腎機能障害時には，TDM の実施頻度を増やす。腹膜透析や血液透析を行っている患者では，TDM の実施頻度を増やす。
- 肝機能障害患者：軽度の肝機能障害であれば，投与量の減量を必要としない。Tチューブによる体外への胆汁の排泄を行っている患者では，TDM の実施頻度を増やす。
- 小　児：年齢（体表面積）に応じて，投与量の調節が必要である。
- 高齢者：積極的な投与量の減量を必要としない。
- 妊婦・授乳婦：妊婦または妊娠している可能性のある患者に対する催奇形作用や母乳中への移行が認められている。わが国の添付文書には禁忌と記載されている。
- 糖尿病：胃内容排出能遅延が吸収速度に影響するため，AUC_{0-12} を用いた評価を行う。
- 低アルブミン血症：血清アルブミン値3.1 g/dL 以下の患者では，遊離形分率が上昇する。

7 薬物相互作用

- カルシニューリン阻害薬切り替え時には，血中濃度が変わるため，TDM を実施する（シクロスポリンの場合，ミコフェノール酸の血中濃度が低下する）。

- マグネシウムおよびアルミニウム含有制酸薬（服用時間をずらす），リファンピシン併用時，プロトンポンプ阻害薬併用時，ステロイドの投与量変更時および抗菌薬併用時には，血中濃度が変わることがあるため，TDMを実施する。

8 測定法

- 一般には，HPLC-UV法，EMIT法，Enzyme-mimicking assay法，PETINIA法。その他では，LC-MS/MS法，HPLC-FL法。
- HPLC-UV法に比べ，EMIT法やPETINIA法では測定値が7〜19%ほど高値を示す。Enzyme-mimicking assay法では比較的交差反応性が少ない。
- EMIT法やPETINIA法では，併用するカルシニューリン阻害薬（シクロスポリン＞タクロリムス）や腎機能障害の程度によって交差反応性が変わる可能性がある。
- **検体の保存**：冷所（8時間以内）や凍結（−20℃以下）での検体保管が望ましい。

9 その他

- **遺伝子多型の影響**：日本人では薬物動態に関連する遺伝子多型診断の必要はない。

3. エベロリムス（心移植，腎移植，肝移植）

1 TDMの適応

- エベロリムスの投与を受けているすべての心移植患者，腎移植患者，肝移植患者においてTDMを推奨する。
- 注：保険診療上，TDMの対象となるのはサーティカン®製剤である。アフィニトール®製剤を投与された患者（結節性硬化症に伴う上衣下巨細胞性星細胞腫の患者，腎細胞がんの患者）におけるエベロリムスのTDMは保険対象ではないことに注意する。肝移植患者への使用は2018年2月に追加承認されたばかりのため，エビデンスの集積はこれからであり，添付文書を十分に参照して使用することが推奨される。

2 PKパラメータ

パラメータ	心移植	腎移植
F	0.11〜0.16	1.0（固定）
Vd（L）	875	148
CL/F（L/hr）	16〜19	17.9
$T_{1/2}$（hr）	25〜43	
血球移行性（%）	82〜87	
タンパク結合率（%）	74	

3 TDMの方法

a. 測定試料

- 全血を用いる（採血管はEDTA・2NaまたはEDTA・2Kを用いる）。

b. 採血ポイント（タイミング）

- エベロリムス血中濃度の評価はトラフ値で行うため，エベロリムス服用前（投与前1時間以内が望ましい）に採血を実施する。エベロリムス導入および用量変更後3〜4日以上経過した時点でTDMの実施を考慮する。腎移植患者への移植術直後からの投与（de novo投与）では，併用するカルシニューリン阻害薬の測定タイミングに合わせる。

c. 測定頻度

- 移植後数カ月経過した患者への投与：エベロリムスの投与開始3〜4日目に測定を開

始し，1カ月目までの測定頻度は週1回を目安とする。維持期および外来時での測定頻度は，エベロリムス導入後2～6カ月は2週間に1回，6～12カ月は月に1回，12カ月以降は2カ月に1回を目安とする。
- de novo投与：投与開始3～4日目に測定を開始し，1カ月目までの測定頻度は週2回を目安とする。維持期および外来時での測定頻度は，エベロリムス導入後2カ月目までは1週間に1回，3～6カ月は2週間に1回，6～12カ月は月に1回，12カ月以降は2カ月に1回を目安とする。

4 目標血中濃度

- タクロリムスまたはシクロスポリン併用時に推奨される目標トラフ値は3.0～8.0 ng/mLである。

5 投与設計

- エベロリムスの消化管吸収は食事の影響を受けるため，食前，食後または空腹時いずれかの一定条件で投与し，トラフ濃度を測定する。
- シクロスポリンがエベロリムスの血中濃度に影響を与えるため（単独時の2～3倍に上昇），シクロスポリンの用量を変更した際はエベロリムスの血中濃度を測定し目標血中濃度を保つ。
- 腎移植の場合：de novoでの使用例が増えつつあるが，時期によらず次の用量・用法から開始する。

  シクロスポリン併用の場合は，1回0.75 mgを1日2回から開始する。

  タクロリムス併用の場合は，1回0.75 mg～1.5 mgを1日2回から開始する。タクロリムスはエベロリムスの血中濃度に影響を及ぼさないため，1.5 mg/dayでは目標血中濃度（3.0～8.0 ng/mL）に到達しない可能性がある。一方，心移植症例の一部では，エベロリムスがタクロリムスの血中濃度に影響を及ぼすという事例が報告されている。

- 心移植の場合：de novoでの使用は原則しない。移植後に腎機能障害，移植心冠動脈病変，移植後リンパ増殖性疾患（PTLD）などを認めた際に，ミコフェノール酸モフェチルをエベロリムスに変更する場合がある。カルシニューリン阻害薬の種類によらず，エベロリムスは1回0.75 mgを1日2回から開始する。

  心移植の場合，本剤は創傷治癒遅延を起こすため，外科的処置が直近に予定されている場合は，まず外科的処置を行い，創傷治癒を確認してから本剤を投与する（この場合の外科処置には抜歯も含まれる。「6．特定の背景を有する患者など」の「心移植患者」の項を参照のこと）。

- 肝移植の場合：de novoでの使用は原則しない。移植後4週以降の使用開始とし，1

回1.0 mgを1日2回から開始する。

6 特定の背景を有する患者など

- 腎機能障害患者・透析患者：腎機能障害はエベロリムスの薬物動態に影響を及ぼさない。透析による血液からのエベロリムス除去率に関するデータはない。
- 肝機能障害患者：エベロリムスの血中濃度は肝機能の影響を受ける。Child-Pugh分類クラスAまたはBの患者では投与量は約半量に減量し，TDMにより調整する。
- 小児：年齢（体表面積）に応じて，投与量の調節が必要である。
- 高齢者：高齢者に対する初期投与量は通常量でよい（若年成人と高齢者で薬物動態に明らかな差はない）。
- 妊婦・授乳婦：妊婦または妊娠している可能性のある患者に対するエベロリムスの投与は禁忌である（胚・胎児毒性が認められている）。エベロリムス投与中は授乳を控える（乳汁中移行が確認されている）。
- 心移植患者：本剤投与中に外科的処置を要する場合は創傷治癒遅延が問題とされるため，侵襲の強い外科的処置を行う場合には，1週間程度前からエベロリムスをミコフェノール酸モフェチルなどにいったん変更し，処置後，創傷治癒を確認してから本剤に戻す。

7 薬物相互作用

- エベロリムスの血中濃度を上げる併用薬剤：CYP3A4阻害薬またはP糖タンパク質阻害薬
- エベロリムスの血中濃度を下げる併用薬剤：CYP3A4誘導薬

8 測定法

- エベロリムス濃度の測定にはLC-MS/MS法，HPLC-UV法，ELISA法，LTIA法，ECLIA法を用いる。
- 検体の保存：1週間以内に測定する短期保存の場合は冷蔵，長期保存が必要な場合は冷凍（−20℃以下）で保存する。

9 その他

- 遺伝子多型の影響：薬物動態に関連する遺伝子多型診断の必要はない。

III Clinical Questions

Ⅲ. Clinical Questions

1. カルシニューリン阻害薬〈タクロリムス,シクロスポリン〉
（腎移植,肝移植,心移植,肺移植,膵移植）

1 TDMの適応

- タクロリムス,シクロスポリンの投与を受けているすべての腎移植患者,肝移植患者,心移植患者,肺移植患者,膵移植患者においてTDMを推奨する。
- 注：本項目では指示がない場合,シクロスポリンはマイクロエマルジョン製剤について記してある。タクロリムスは一般製剤に加えて徐放性製剤もあるため,剤型の考慮については必要に応じて随時示すこととする。

2 PKパラメータ

腎移植

パラメータ	タクロリムス	シクロスポリン
F	0.20（0.05〜0.65）	0.38（0.35〜0.42）
Vd（L/kg）	1.0	3.5
CL（mL/min/kg）	1.63〜2.0	9.3
T$_{1/2}$（hr）	7.9（4〜41）	7.4（5〜41）
血球移行性（%）	95	65
タンパク結合率（%）	99	＞90

※タクロリムスは一般製剤の結果を使用
※膵移植では腎移植のパラメータを流用

肝移植

パラメータ	タクロリムス	シクロスポリン
F*	0.0677	―
Vd（L/kg）*	1.52	―
CL（mL/min/kg）	術後経過により変動	
T$_{1/2}$（hr）	術後経過により変動	
血球移行性（%）	97	65
タンパク結合率（%）	99	＞90

※タクロリムスは一般製剤の結果を使用
*FとVdについては,母集団薬物速度論により個体間変動が57.4%,63.0%と算出されているが,観察データではないため数値の幅としては記載しない

心移植

パラメータ	タクロリムス	シクロスポリン
F	0.20±0.18	0.38 (0.35〜0.42)
Vd (L/kg)	1.010±0.382 (0.562〜1.615)	3.5
CL (L/hr·kg)	0.120±0.050 (0.0611〜0.200)	0.56
$T_{1/2}$ (hr)	7.93±5.16 (4.27〜18.8)	7.4 (5〜41)
血球移行性 (%)	94.35±0.10	65
タンパク結合率 (%)	99.0±0.2	>90

※タクロリムスは一般製剤の結果を使用。心移植に関するデータはないため,腎移植のデータを参照

肺移植

パラメータ	タクロリムス	シクロスポリン	
		CF*患者	CF 患者以外
F	0.29 (0.05〜0.67)	0.15 (0.09〜0.21)	0.39 (0.29〜0.50)
Vd (L/kg)	1.010±0.382 (0.562〜1.615)	4.0 (1.8〜6.2)	
CL (L/hr·kg)	0.120±0.050 (0.0611〜0.200)	0.34 (0.29〜0.40)	
$T_{1/2}$ (hr)	12 (4〜41)	8.1 (2.2〜14.0)	
血球移行性 (%)	85〜95	65	
タンパク結合率 (%)	99	>90	

※タクロリムスは一般製剤の結果を使用。Vd および CL に関するデータはないため,腎移植のデータを参照
*CF:囊胞性線維症

[参考文献]

1) 石橋道男,深尾立,高橋公太,他.腎移植における FK506 (tacrolimus) の前期第Ⅱ相試験成績.移植.1994; 29: 294-313.【Ⅳ】
2) Iwasaki K, Miyazaki Y, Teramura Y, et al. Binding of tacrolimus (FK506) with human plasma proteins re-evaluation and effect of mycophenolic acid. Res Commun Mol Pathol Pharmacol. 1996; 94: 251-7.【Ⅴ】
3) USP DI Vol.1: Drug Information for the Health Care Professional 27th ed., Greenwood Village, Thomson Micromedex, 2007, pp2674-9.【Ⅰ】
4) Ku YM, Min DI, Flanigan M. Effect of grapefruit juice on the pharmacokinetics of microemulsion cyclosporine and its metabolite in healthy volunteers: does the formulation difference matter? J Clin Pharmacol. 1998; 38: 959-65.【Ⅱ】
5) Lemaire M, Tillement JP. Role of lipoproteins and erythrocytes in the in vitro binding and distribution of cyclosporin A in the blood. J Pharm Pharmacol. 1982; 34: 715-8.【Ⅴ】
6) Gibson TP. Renal disease and drug metabolism: an overview. Am J Kidney Dis. 1986; 8: 7-17.【Ⅰ】
7) Mueller EA, Kovarik JM, van Bree JB, et al. Influence of a fat-rich meal on the pharmacokinetics of a new oral formulation of cyclosporine in a crossover comparison with the market formulation. Pharm Res. 1994; 11: 151-5.【Ⅲ】
8) Winkler M, Ringe B, Baumann J, et al. Plasma vs whole blood for therapeutic drug monitoring of patients receiving FK 506 for immunosuppression. Clin Chem. 1994; 40: 2247-53.【Ⅲ】

9) Fukatsu S, Yano I, Igarashi T, et al. Population pharmacokinetics of tacrolimus in adult recipients receiving living-donor liver transplantation. Eur J Clin Pharmacol. 2001; 57: 479-84.【Ⅳ】
10) Venkataramanan R, Jain A, Warty VS, et al. Pharmacokinetics of FK506 in transplant patients. Transplant Proc. 1991; 23: 2736-40.【Ⅰ】
11) Kelly PA, Burckart GJ, Venkataramanan R. Tacrolimus: a new immunosuppressive agent. Am J Health Syst Pharm. 1995; 52: 1521-35.【Ⅰ】
12) Sikma MA, van Maarseveen EM, van de Graaf EA, et al. Pharmacokinetics and toxicity of tacrolimus early after heart and lung transplantation. Am J Transplant. 2015; 15: 2301-13.【Ⅰ】
13) Briffa N, Morris RE. New immunosuppressive regimens in lung transplantation. Eur Respir J. 1997; 10: 2630-7.【Ⅰ】
14) Tsang VT, Johnston A, Heritier F, et al. Cyclosporin pharmacokinetics in heart-lung transplant recipients with cystic fibrosis. Effects of pancreatic enzymes and ranitidine. Eur J Clin Pharmacol. 1994; 46: 261-5.【Ⅲ】
15) Fruit D, Rousseau A, Amrein C, et al. Ciclosporin population pharmacokinetics and Bayesian estimation in thoracic transplant recipients. Clin Pharmacokinet. 2013; 52: 277-88.【Ⅲ】

3 TDMの方法（採血ポイントなど）

- 腎移植後，肺移植後のTDM管理については，脳死ドナー由来および生体ドナー由来で共通とする。
- 部分肝移植の場合，肝移植後のTDM管理については，脳死ドナー由来および生体ドナー由来で共通とする。

a. 測定試料

CQ1-1　測定試料は何を用いるか。

Answer

全血を用いる。　　　　　　　　　　　　　　　　　　　　　　　　　　　　　　　［推奨度 A］

[Explanation]

タクロリムス

赤血球移行率は95％であり，臨床試験で全血中のタクロリムスのトラフ濃度が血漿中トラフ濃度よりも臨床事象と相関が高いと報告された。

シクロスポリン

赤血球移行率は40～50％である（白血球：10～20％，血漿：35～40％）。

[参考文献]
タクロリムス
1) Winkler M, Ringe B, Baumann J, et al. Plasma vs whole blood for therapeutic drug monitoring

of patients receiving FK 506 for immunosuppression. Clin Chem. 1994; 40: 2247-53.【Ⅳ】

シクロスポリン

2) Sketris I, Yatscoff R, Keown P, et al. Optimizing the use of cyclosporine in renal transplantation. Clin Biochem. 1995; 28: 195-211.【Ⅲ】

CQ1-2 どの採血管を使用するのか。

EDTA・2Kのスピッツを用いる。　　　　　　　　　　　　　　　　　　　　［推奨度A］

[Explanation]

　抗凝固のためにヘパリンを用いたスピッツも使用可能であるが，日常診療用としてはEDTA・2Kが好まれる。

[参考文献]

タクロリムス

1) Jusko WJ, Thomson AW, Fung J, et al. Consensus document: therapeutic monitoring of tacrolimus (FK-506). Ther Drug Monit. 1995; 17: 606-14.【Ⅰ】

シクロスポリン

2) Clinical and Laboratory Standards Institute/NCCLS. Procedures for the Collection of Diagnostic Blood Specimens by Venipuncture; Approved Standard-Fifth Edition. CLSI/NCCLS document H3-A5. Pennsylvania, CLSI, 2003.【Ⅱ】

CQ1-3 検体の保存はどうすればよいか。

当日測定の場合は常温，1週間以内に再測定する可能性のある場合は冷蔵，長期保存が必要な場合は冷凍（−20℃以下）で保存する。　　　　　　　　　　　　　　　　［推奨度A］

[Explanation]

タクロリムス

　EDTA入りの採血管で採取した全血検体は，2～8℃で7日間まで保存できる。また，7日以内に測定を行わない検体は，腐敗予防として−20℃以下で少なくとも6カ月凍結保存可能とされている。

シクロスポリン

　全血は室温で7日間安定である。凍結（−20℃）で長期保存可能とされている。

[参考文献]

タクロリムス

1) Annesley TM, Hunter BC, Fidler DR, et al. Stability of tacrolimus (FK 506) and cyclosporin G in whole blood. Ther Drug Monit. 1995; 17: 361-5.【Ⅲ】
2) Kobayashi M, Tamura K, Katayama N, et al. FK 506 assay past and present—chatacteristics of FK 506 ELISA. Transplant Proc. 1991; 23: 2725-9.【Ⅳ】

シクロスポリン

3) Warner A, Annesley T. Guidelines for Theraputic Drug Monitoring Services, NACB/AACcpress, Washington, 1999, p46.【Ⅱ】
4) Kaplan LA, Pesce AJ. Clinical Chemistry: Theory, analysis and correlation, 3rd ed, Missouri, Mosby, 1996, p1105.【Ⅱ】

b. 採血ポイント（タイミング）

CQ1-4　採血はどのタイミングで行うべきか。

Answer 腎移植

タクロリムス：トラフ値をモニタリングする。　　　　　　　　　　　　　　　　　　　[推奨度A]

シクロスポリン：移植直後の急性期はトラフ値のみ，またはトラフ値とC_2値の両値，あるいはAUC_{0-4}のモニタリングが必要と考えられる。維持期ではトラフ値をモニタリングする。　　　　　　　　　　　　　　　　　　　　　　　　　　　　　　　　　　　　　　[推奨度A]

必要に応じてAUCをモニタリングする場合もある。
いずれの薬物においても，外来患者のトラフモニタリングの場合は朝の服用をせずに来院し，採血を行ってから服用することを推奨する。

Answer 肝移植

タクロリムス：トラフ値をモニタリングする。　　　　　　　　　　　　　　　　　　　[推奨度A]

シクロスポリン：移植直後の急性期は，トラフ値を中心に週1回程度C_2を確認する。維持期ではトラフ値をモニタリングする。　　　　　　　　　　　　　　　　　　　　　[推奨度A]

Answer 心移植

タクロリムス：トラフ値をモニタリングする。　　　　　　　　　　　　　　　　　　　[推奨度A]
必要に応じてAUC_{0-12}をモニタリングする場合もある。

シクロスポリン：移植直後の急性期はトラフ値のみ，またはトラフ値とC_2値の両値，あるいはAUC_{0-4}のモニタリングが必要と考えられる。　　　　　　　　　　　　　　　[推奨度A]
維持期ではトラフ値のみ，またはトラフ値とC_2値の両値をモニタリングする。また必要に応じてAUC_{0-4}，あるいはAUC_{0-12}をモニタリングする場合もある。

いずれの薬物においても，外来患者のトラフモニタリングの場合は朝の服用をせずに来院し，採血を行ってから服用することを推奨する。

Answer 膵移植

タクロリムス：トラフ値をモニタリングする。　　　　　　　　　　　　　　　　[推奨度 A]

シクロスポリン：移植直後の急性期はトラフ値を中心に，週1回程度トラフ値と C_2 値の両値，あるいは AUC_{0-4} のモニタリングが必要と考えられる。維持期ではトラフ値をモニタリングする。　　　　　　　　　　　　　　　　　　　　　　　　　　　　　　　[推奨度 A]

Answer 肺移植

タクロリムス：トラフ値をモニタリングする。　　　　　　　　　　　　　　　　[推奨度 A]
必要に応じて AUC をモニタリングする場合もある。

シクロスポリン：トラフ値を中心にモニタリングし，必要に応じて C_2 を確認する。
　　　　　　　　　　　　　　　　　　　　　　　　　　　　　　　　　　　　[推奨度 A]

[Explanation]

　カルシニューリン阻害薬は，体内動態パラメータのなかで，AUC が最も臨床効果と関係性が高いと考えられている。したがって，いずれの薬物も必要に応じて AUC をモニタリングすることがある。

タクロリムス

　一般的に AUC が最も臨床効果に関係するパラメータと考えられている。そこで AUC に最も相関性の高い採血ポイントはどれなのかが検討され，トラフ値（C_0）は相関性が高いとする報告もあれば，他の時間が最もよい採血ポイントとしている報告もある。また，トラフ値より AUC とより相関するとして少数の採血ポイントによる計算式（limited sampling strategy）も報告されている。しかし，タクロリムスでは AUTL/AUC%（血中濃度時間曲線下面積に占める血中トラフ下面積の割合）が 73.4％ であり，AUC はトラフ値に依存する割合が高く，AUC と AUTL との相関性も高いことから，一点採血の場合タクロリムスはトラフ値を測定することが適切であると考えられる。なお，タクロリムスの消失半減期は，約 12 時間であることから，定常状態に達するまで 2〜3 日を要する。

　肺移植患者の場合，タクロリムスのトラフ血中濃度のみでは，AUC_{0-12} の予測性を欠く（$R^2=0.64$）との報告もある。AUC_{0-12} の予測性は C_0，C_2，C_4 および C_6 あるいは C_0，C_2，C_3 および C_4 の 4 点の採血ポイントによる算出が最も高い相関性（$R^2=0.99$）を示す。また，C_0 および C_4，C_2 および C_6 あるいは C_2 および C_4 の 2 点の採血ポイントによる算出でも高い相関性（$R^2=0.94〜0.96$）を示す。したがって，肺移植患者の AUC を正確に評価するためには，内服後 4 時間までの少なくとも 2 点の血中濃度で予測することが望ましい。

シクロスポリン

シクロスポリンはトラフ値よりもAUCが最も臨床効果と関係すると一般的に考えられている。しかし、臨床で投与12時間後までのAUC$_{0-12}$を頻繁に測定するのは困難であり、経口における吸収を安定させたマイクロエマルジョン製剤の登場以来、より少ない採血ポイントでAUC$_{0-12}$の代替になる吸収相を反映するAUC$_{0-4}$（経口投与0〜4時間血中濃度—時間下面積）の測定が実施されるようになった。さらに、C$_0$（トラフ）よりもAUC$_{0-12}$と相関性が高い採血ポイントとして、吸収相で最も多くの患者がピーク値となるC$_2$（経口投与2時間後血中濃度）を測定することが推奨されるようになった。そしてAUC$_{0-4}$やC$_2$が、急性拒絶反応発現率や腎障害などと関係することが報告され、これらのパラメータと臨床効果および副作用に関連性があることが示されてきた。また、AUCへのピーク値、トラフ値の関与の程度を表すAUTL/AUC％は、シクロスポリンでは41.9％とAUCのうちAUTLの占める割合はタクロリムスと比較して小さく、AUCはトラフ値よりもピーク値に依存する割合が高い。したがってシクロスポリンは、ピーク値を代替するC$_2$を測定することがより適切であると考えられる。しかしC$_2$測定は吸収過程の値を測定しているため、単位時間あたりの血中濃度変化が最も大きいタイミングであり、トラフ値と比べ少しの採血時間のずれで大きく値が違ってくる可能性があり、外来などでは、業務上の煩雑さが増えることなど臨床上の問題も多い。これらのことから日常診療でC$_2$をモニタリングすることには疑問ももたれており、C$_2$モニタリングが有用であるというエビデンスは少ないとの報告もされている。また、膵腎同時移植を施行された糖尿病患者では、胃内容排出能遅延などにより、トラフ値やC$_2$よりもC$_3$やピーク値の方がAUCと相関が高いとの報告があるが、急性拒絶反応発現率などとの関連について報告したものはない。

これらを総合的に考慮すると、シクロスポリンは、基本的には初期からトラフ値でのコントロールでも可能であるが、上記のようにシクロスポリンはピーク値がAUCに大きく関与していることから、移植初期では、C$_2$あるいは、より厳密な管理のために定期的に（1週間に1回程度）AUC$_{0-4}$を測定するのもよいであろう。ただし、安定後は外来などでは上記のデメリットを考慮しトラフ値を測定するのが現実的であると考えられる。また、血中濃度が不安定な場合も同様にAUC$_{0-4}$やC$_2$、あるいはAUC$_{0-12}$を測定し、確認してみるのもよい。

[参考文献]

タクロリムス

1) Undre NA, Van Hooff J, Christiaans M, et al. Low systemic exposure to tacrolimus correlates with acute rejection. Transplant Proc. 1999; 31: 296-8.【Ⅳ】
2) Jørgensen K, Povlsen J, Madsen S, et al. C2 (2-h) levels are not superior to trough levels as estimates of the area under the curve in tacrolimus-treated renal-transplant patients. Nephrol Dial Transplant. 2002; 17: 1487-90.【Ⅲ】

3) Armendáriz Y, Pou L, Cantarell C, et al. Evaluation of a limited sampling strategy to estimate area under the curve of tacrolimus in adult renal transplant patients. Ther Drug Monit. 2005; 27: 431-4.【Ⅲ】
4) Barraclough KA, Isbel NM, Kirkpatrick CM, et al. Evaluation of limited sampling methods for estimation of tacrolimus exposure in adult kidney transplant recipients. Br J Clin Pharmacol. 2011; 71: 207-23.【Ⅳ】
5) Kahan BD. Potential therapeutic interventions to avoid or treat chronic allograft dysfunction. Transplantation. 2001; 71: SS52-7.【Ⅳ】
6) Yasuhara M, Hashida T, Toraguchi M, et al. Pharmacokinetics and pharmacodynamics of FK 506 in pediatric patients receiving living-related donor liver transplantations. Transplant Proc. 1995; 27: 1108-10.【Ⅳ】
7) Venkataramanan R, Jain A, Warty VS, et al. Pharmacokinetics of FK 506 in transplant patients. Transplant Proc. 1991; 23: 2736-40.【Ⅰ】
8) Monchaud C, de Winter BC, Knoop C, et al. Population pharmacokinetic modelling and design of a Bayesian estimator for therapeutic drug monitoring of tacrolimus in lung transplantation. Clin Pharmacokinet. 2012; 51: 175-86.【Ⅳ】
9) Phapale PB, Kim SD, Lee HW, et al. An integrative approach for identifying a metabolic phenotype predictive of individualized pharmacokinetics of tacrolimus. Clin Pharmacol Ther. 2010; 87: 426-36.【Ⅳ】
10) Bäckman L, Nicar M, Levy M, et al. FK506 trough levels in whole blood and plasma in liver transplant recipients: Correlation with clinical events and side effects. Transplantation. 1994; 57: 519-25.【Ⅳ】
11) Knoop C, Haverich A, Fischer S. Immunosuppressive therapy after human lung transplantation. Eur Respir J. 2004; 23: 159-71.【Ⅰ】
12) Ragette R, Kamler M, Weinreich G, et al. Tacrolimus pharmacokinetics in lung transplatntation: new strategies for monitoring. J Heart Lung Transplant. 2005; 24: 1315-9.【Ⅳ】

シクロスポリン

13) Lindholm A, Kahan BD. Influence of cyclosporine pharmacokinetics, trough concentrations, and AUC monitoring on outcome after kidney transplantation. Clin Pharmacol Ther. 1993; 54: 205-18.【Ⅲ】
14) Mahalati K, Belitsky P, Sketris I, et al. Neoral monitoring by simplified sparse sampling area under the concentration-time curve: its relationship to acute rejection and cyclosporine nephrotoxicity early after kidney transplantation. Transplantation. 1999; 68: 55-62.【Ⅳ】
15) Cantarovich M, Besner JG, Barkun JS, et al. Two-hour cyclosporine level determination is the appropriate tool to monitor Neoral therapy. Clin Transplant. 1998; 12: 243-9.【Ⅳ】
16) Kowen P; Internation Neoral Renal Transplantation Study Group. Randomized, international study of cyclosporine microemulsion absorption profiling in renal transplantation with basiliximab immunoprophylaxis. Am J Transplant. 2002; 2: 157-66.【Ⅱ】
17) Mahalati K, Belitsky P, West K, et al. Approaching the therapeutic window for cyclosporine in kidney transplantation: a prospective study. J Am Soc Nephrol. 2001; 12: 828-33.【Ⅲ】
18) Pescovitz MD, Barbeito R; Simulect US01 Study Group. Two-hour post-dose cyclosporine level is a better predictor than trough level of acute rejection of renal allografts. Clin Transplant. 2002; 16: 378-82.【Ⅲ】
19) Levy G, Thervet E, Lake J, et al.; On behalf of the CONCERT group. Patient management by Neoral C (2) monitoring: an international consensus statement. Transplantation. 2002; 73: S12-8.【Ⅱ】
20) Campbell SB, Johnson DW. Patient management by cyclosporine C2 monitoring: not enough science yet to justify the practice. Transplantation. 2003; 75: 1917-8.【Ⅳ】

21) Knight SR, Morris P. The clinical benefits of cyclosporine C2-level monitoring: a systematic review. Transplantation. 2007; 83: 1525-35. 【Ⅰ】
22) Thervet E, Pfeffer P, Scolari MP, et al. Clinical outcomes during the first three months posttransplant in renal allograft recipients managed by C2 monitoring of cyclosporine microemulsion. Transplantation. 2003; 76: 903-8. 【Ⅱ】
23) Cremers SC, Scholten EM, Schoemaker RC, et al. A compartmental pharmacokinetic model of cyclosporin and its predictive performance after Bayesian estimation in kidney and simultaneous pancreas-kidney transplant recipients. Nephrol Dial Transplant. 2003; 18: 1201-8. 【Ⅳ】
24) van der Pijl JW, Srivastava N, Denouël J, et al. Pharmacokinetics of the conventional and microemulsion formulations of cyclosporine in pancreas-kidney transplant recipients with gastroparesis. Transplantation. 1996; 62: 456-62. 【Ⅳ】
25) Wacke R, Kundt G, Gock M, et al. Pharmacokinetic profiling of cyclosporine microemulsion during the first 3 weeks after simultaneous pancreas-kidney transplantation. Transplant Proc. 2006; 38: 751-2. 【Ⅳ】
26) Chapman JR, O'Connell PJ, Bovington KJ, et al. Reversal of cyclosporine malabsorption in diabetic recipients of simultaneous pancreas and kidney transplant using a microemulsion formulation. Transplantation. 1996; 61: 1699-704. 【Ⅳ】
27) Akhlaghi F, Gonzalez L, Trull AK. Association between cyclosporine concentrations at 2 hours post-dose and clinical outcomes in de novo lung transplant recipients. J Heart Lung Transplant. 2005; 24: 2120-8. 【Ⅳ】
28) Iversen M, Nilsson F, Sipponen J, et al. Cyclosporine C2 levels have impact on incidence of rejection in de novo lung but not heart transplant recipients: the NOCTURNE study. J Heart Lung Transplant. 2009; 28: 919-26. 【Ⅳ】
29) Jaksch P, Kocher A, Neuhauser P, et al. Monitoring C2 level predicts exposure in maintenance lung transplant patients receiving the microemulsion formulation of cyclosporine (Neoral). J Heart Lung Transplant. 2005; 24: 1076-80. 【Ⅳ】
30) Maziers N, Bulpa P, Jamart J, et al. Correlations between cyclosporine concentrations at 2 hours post-dose and trough levels with functional outcomes in de novo lung transplant recipients. Transplant Proc. 2012; 44: 2880-4. 【Ⅳ】

タクロリムス，シクロスポリン

31) Takeuchi H, Matsuno N, Senuma K, et al. Evidence of different pharmacokinetics including relationship among AUC, peak, and trough levels between cyclosporine and tacrolimus in renal transplant recipients using new pharmacokinetic parameter—why cyclosporine is monitored by C (2) level and tacrolimus by trough level—. Biol Pharm Bull. 2008; 31: 90-4. 【Ⅳ】
32) Fukudo M, Yano I, Masuda S, et al. Cyclosporine exposure and calcineurin phosphatase activity in living-donor liver transplant patients: twice daily vs. once daily dosing. Liver Transpl. 2006; 12: 292-300. 【Ⅲ】
33) Yano I, Masuda S, Egawa H, et al. Significance of trough monitoring for tacrolimus blood concentration and calcineurin activity in adult patients undergoing primary living-donor liver transplantation. Eur J Clin Pharmacol. 2012; 68: 259-66. 【Ⅳ】

c. 測定頻度

CQ1-5 測定の頻度はどのようにすればよいか。

Answer 腎移植

タクロリムス，シクロスポリン：生体腎移植では移植前から投与されているので，移植当日の術前値からモニタリングを開始し，術後1週間程度は頻回に測定する。その後は退院（3〜4週）まで週に2〜3回，退院後3カ月目までは月に2回程度，3カ月以降は月に1〜2回の頻度でモニタリングを行う。　　　　　　　　　　　　　　　　　　　　[推奨度A]

Answer 肝移植

タクロリムス：術後2週間は毎日，次の1週間（3週目）は隔日，次の1週間（4週目）は週2回を目安とする。　　　　　　　　　　　　　　　　　　　　　　　　　　　　　　　[推奨度A]

術後に持続静注で導入する場合は，血中濃度が安定するまで1日2回以上測定する。
　　　　　　　　　　　　　　　　　　　　　　　　　　　　　　　　　　　　[推奨度A]

シクロスポリン：術後2週間は毎日（C_2は週に1,2回），次の1週間（3週目）は隔日（C_2は週1回），次の1週間（4週目）は週2回を目安とする。　　　　　　　　　　　　　[推奨度A]

Answer 心移植

タクロリムス：術後1週間程度は2回/day，その後2週間程度は1回/dayを毎日，以後退院（平均5〜7週間）まで週2〜3回，退院後3カ月目までは週1〜2回程度，3カ月以降は月1〜2回測定する。　　　　　　　　　　　　　　　　　　　　　　　　　　　　　[推奨度A]

シクロスポリン：尿量が確保されているのを確認してから経口導入し，タクロリムスと同程度の測定頻度とする。　　　　　　　　　　　　　　　　　　　　　　　　　　　[推奨度A]

Answer 膵移植

タクロリムス，シクロスポリン：術後2週間程度は毎日測定する。その後術後3〜4週目は週に2〜3回を目安とし，モニタリングを行う。　　　　　　　　　　　　　　　　　[推奨度A]

Answer 肺移植

タクロリムス：術後1〜2週間程度は毎日測定し，血中濃度が安定したことを確認した後は，週に2〜4回を目安とする。　　　　　　　　　　　　　　　　　　　　　　　　[推奨度A]

シクロスポリン：術後1〜2週間程度は毎日測定し，血中濃度が安定したことを確認した後は，週に2〜4回を目安とする。　　　　　　　　　　　　　　　　　　　　　　　　[推奨度A]

[Explanation]

　タクロリムス，シクロスポリンの初回投与開始日は施設により異なるが，生体腎移植の場合では移植手術日2〜3日前から開始している施設が多い。献腎移植の場合でも，できるかぎり生体腎移植と同様に投与開始をすることが望ましいが，移植が決まり次第，服用を開始するので，ドナーの状況に合わせての対応となる。移植前から投与を開

始するので，移植当日術前の血中濃度は確認する．移植術後初期（1～2 週間）には，手術，麻酔薬などの影響で消化管機能が安定しないため，血中濃度が不安定になることが多い．

一般に，移植当日に目標血中濃度に到達していることが望ましい．薬物動態学的な消失半減期にはさまざまな報告（タクロリムス，シクロスポリン）があるが，いずれも平均 10 時間程度とすると移植 2～3 日前程度からの投与は適切であると考えられる．

移植後 1 日目以降では静注実施の有無，その換算投与量の違いなどで大きく血中濃度が変動するので，血中濃度が安定するまで（1 週間程度）は頻回に測定することが望ましい．トラフ値の個体内変動も大きいため，1 回の測定値で判断するのではなく，数回の値で確認する必要がある．

肝移植患者におけるカルシニューリン阻害薬の動態特性は，いずれの薬物も肝代謝型であるため移植される肝臓の機能に加えて術後経過日数の影響が大きい．術後にタクロリムスの持続静注を導入した場合，血中濃度の変動が大きいため，血中濃度が安定するまで，1 日 2 回以上測定する．1 日 3 回測定する方法や，基本は 1 日 1 回として流速（用量）を変更した場合に，変更したおよそ 3 時間後に 1 回測定する方法などがある．これらの測定は休日も含めた対応が必要となる．測定頻度については，術後経過に伴う患者の容態変化と経済性を考慮して最終決定する．

心移植の場合は，腎機能障害や種々の脳血管障害をきたしやすいので，移植直後に尿量が確保されるのを確認してから，経口または経管で投与を開始する．

膵腎同時移植の場合，移植が決定し，患者が入院次第，投与開始となる．移植前に投与開始となるため，移植当日術前の血中濃度を確認する．移植翌日以降は，静脈内投与期間などで異なるが，移植後初期は手術による臓器への影響などから，体内動態が変動する．血中濃度が安定するまで，毎日測定することが望ましい．

肺移植患者では，アゾール系抗真菌薬を併用する場合が多く，併用開始初期にはタクロリムスおよびシクロスポリンの血中濃度測定頻度を高める必要がある．

[参考文献]
1) 竹内裕紀, 明石貴雄, 赤司勲, 他. シクロスポリン MEPC の朝夕服用における体内動態の違い―夕服用の吸収低下・吸収遅延について―. 移植. 2003; 38: 74-82.【Ⅳ】
2) Jusko WJ, Thomson AW, Fung J, et al. Consensus document: therapeutic monitoring of tacrolimus (FK-506). Ther Drug Monit. 1995; 17: 606-14.【Ⅵ】
3) Snell GI, Ivulich S, Mitchell L, et al. Evolution to twice daily bolus intravenous tacrolimus: optimizing efficacy and safety of calcineurin inhibitor delivery early post lung transplant. Ann Transplant. 2013; 18: 399-407.【Ⅳ】
4) Husain S, Zaldonis D, Kusne S, et al. Variation in antifungal prophylaxis strategies in lung transplantation. Transpl Infect Dis. 2006; 8: 213-8.【Ⅴ】
5) Kato K, Nagao M, Nakano S, et al. Itraconazole prophylaxis for invasive Aspergillus infection in lung transplantation. Transpl Infect Dis. 2014; 16: 340-3.【Ⅳ】

CQ 1-6　静脈注射から経口投与への切り替えの際，測定のタイミングはいつか。

Answer

切り替えから 12〜24 時間後に行う。定常状態に達するまでは，3 日程度は必要であると考えられるが，カルシニューリン阻害薬の体内動態は個体内変動も大きく，切り替え翌日から安定するまで，毎日測定することが望ましい。　　　　　　　　　　　　[推奨度 A コンセンサス]

[Explanation]

定常状態に達するまでの測定では，カルシニューリン阻害薬の体内動態の個体内変動が大きいため，ある程度の変動では切り替え後の投与量を変更せず，翌日の血中濃度を確認後，検討する方がよい。変更直後の測定値であっても血中濃度が異常に大きく上昇，あるいは低下している場合には，投与量の変更を考慮する。

4　目標血中濃度

CQ 1-7　目標血中濃度はどれくらいか。

Answer　腎移植

併用薬の種類，それぞれの投与量によって異なるので，併用療法全体の免疫抑制力がどれくらいであるかを考慮しながら，適切な血中濃度を設定していく必要がある。現在，一般的併用療法であるカルシニューリン阻害薬＋代謝拮抗薬ミコフェノール酸モフェチル（10〜15 mg/kg/回を 1 日 2 回）（またはミゾリビン 6〜10 mg/kg/day）＋ステロイド＋バシリキシマブの 4 剤併用の目標血中濃度を参考値として表 1 に示す。　　[推奨度 B]

Answer　肝移植

タクロリムス：経口投与の場合，術後 4 日目までの平均が 7 ng/mL 以上または 4 日目までのどこかで 10 ng/mL 以上，以降術後 7 日目まで 10〜15 ng/mL，以降術後 14 日目まで 9〜12 ng/mL，以降術後 28 日目まで 8〜10 ng/mL，退院後 5〜8 ng/mL を目安とする。　　　　　　　　　　　　　　　　　　　　　　　　　　　　　　　　[推奨度 B]

持続静注の場合，目標血中濃度は経口投与より 20〜30％程度高め（術後 7 日目まで：12〜15 ng/mL 程度）に設定し，以後経口投与に準じてコントロールする。　[推奨度 B]

シクロスポリン：内服の場合，C_2 は 700 ng/mL 以上，トラフ値は 200 ng/mL 以下（下がりにくい場合でも 300 ng/mL を超えないように注意する）を目安とする。　[推奨度 B]

Answer 心移植

カルシニューリン阻害薬＋代謝拮抗薬（ミコフェノール酸モフェチル）＋ステロイドの3剤併用の目標血中濃度を参考値として表2に示す。　　　　　　　　　　　　　　　　[推奨度 B]

Answer 膵移植

併用薬の種類，それぞれの投与量によって異なるので，併用療法全体の免疫抑制力がどれくらいであるかを考慮しながら，適切な血中濃度を設定していく必要がある。現在，一般的な併用療法であるカルシニューリン阻害薬＋ミコフェノール酸モフェチル＋ステロイド＋バシリキシマブの4剤併用の目標血中濃度は腎移植と同様であり，参考値として表1に示す。　　　　　　　　　　　　　　　　　　　　　　　　　　　　　　　[推奨度 B]

タクロリムス：内服の場合，術後14日目まで10～15 ng/mL，以降術後28日目まで7～10 ng/mL，1～3カ月は5～8 ng/mL を目安とする。　　　　　　　　　　　　　　　　[推奨度 B]

シクロスポリン：内服の場合，術後1週目まで400 ng/mL，術後2週目まで300 ng/mL，以降術後1カ月まで200 ng/mL，2カ月まで150 ng/mL を目安とする。　　　　[推奨度 B]

Answer 肺移植

タクロリムス：全血のトラフ血中濃度範囲は，5～20 ng/mL であるが，毒性発現を予防する目的で，一般的に5～15 ng/mL を目標血中濃度とする。また，一般的併用療法であるタクロリムス＋代謝拮抗薬ミコフェノール酸モフェチル（2～3 g/day）＋ステロイド（0.15～0.2 mg/kg/day）の3剤併用の場合の目標血中濃度は，移植後1カ月間は10～15 ng/mL，それ以降は腎機能に注意しながら8～12 ng/mL を目安とする。　[推奨度 A]

シクロスポリン：内服の場合，トラフ値を術後1カ月間は250～350 ng/mL，3カ月までは200～300 ng/mL，以降150～250 ng/mL を目安とする。C_2 を術後1カ月間は1,200 ng/mL，3カ月までは800～1,200 ng/mL，以降600～800 ng/mL を目安とする。　　　[推奨度 B]

[Explanation]

　腎移植について，施設や併用薬の種類や投与量によって目標値は異なるため，参考値として示す。エベロリムスを併用する場合のカルシニューリン阻害薬の目標値については，今後臨床データの収集・評価を行う必要があると考えられるが，現在までの治験では，シクロスポリンのトラフレベルにおいて50～60％減少させても2～5年間の観察期間においてはミコフェノール酸モフェチル併用例と同様の臨床成績が報告されている。

　肝移植治療について，移植術直後の early exposure が拒絶反応の予防に効果的であることから，特に集中治療室（ICU）管理下におけるタクロリムスの血中濃度の目標値が示されている。持続静注の場合，目標血中濃度は経口投与時より20～30％高めに設定する。経口投与では，吸収された薬物が100％門脈を通って肝臓に到達するため，末梢血中濃度と肝臓周辺の濃度に乖離があると考えられる。しかし，静脈内投与ではほぼ同じと考えられるため，肝臓中の濃度を確保するために，末梢血中の濃度は高めに設定

表1 腎移植の目標血中濃度〔カルシニューリン阻害薬＋代謝拮抗薬（ミコフェノール酸モフェチルまたはミゾリビン）＋ステロイド＋バシリキシマブの4剤併用の場合〕

術後経過期間	タクロリムス	シクロスポリン		
	トラフ値 (ng/mL)	トラフ値 (ng/mL)	C_2値 (ng/mL)	AUC_{0-4} (ng·hr/mL)
0～1カ月	6～12	150～250	1,000～1,200	3,000～3,500
1～3カ月	5～8	100～150	800～1,000	2,000～3,000
3カ月以降	5前後	<100	600～800	1,500～2,000

※タクロリムスについては，一般製剤，徐放性製剤のまとめ

表2 心移植の目標血中濃度〔カルシニューリン阻害薬＋代謝拮抗薬（ミコフェノール酸モフェチル）＋ステロイドの3剤併用の場合〕

術後経過期間	タクロリムス	シクロスポリン		
	トラフ値 (ng/mL)	トラフ値 (ng/mL)	C_2値 (ng/mL)	AUC_{0-4} (ng·hr/mL)
0～3カ月	9～12	200～350	1,000～1,400	3,000～3,500
3～6カ月	8～9	150～250	800～1,200	2,000～3,000
6カ月～3-5年	6～8	100～200	600～1,000	1,500～2,500
3-5年以降	5前後	80～100	600前後	1,500～2,000

※併用薬がミコフェノール酸モフェチルでの代わりにエベロリムスであれば目標血中濃度量を約50％下げ，アザチオプリンであれば目標血中濃度量を約20～30％上げる

する必要があると考えられるからである。シクロスポリンについては肝移植患者の末梢血単核球を用いた検討から，シクロスポリンのEC_{50}（50％効果濃度）は200 ng/mLであり，700 ng/mL以上の濃度においてカルシニューリン活性をほぼ完全に抑制する。一方，トラフ値350 ng/mL以上が数日続くと急性腎障害が誘発されるため，トラフ濃度に注意を要する。

心移植について，移植後に腎機能障害，移植心冠動脈病変，移植後リンパ増殖性疾患（PTLD）などを認めた際に，ミコフェノール酸モフェチルをエベロリムスに変更する場合がある。カルシニューリン阻害薬投与量は，エベロリムスの血中濃度が目標トラフ値5～8 ng/mLに達したら減量する。変更理由にもよるが，減量後のシクロスポリンの目標トラフ値は変更前の75％，タクロリムスの血中濃度は4～5 ng/mL（エベロリムスとタクロリムスの血中濃度の和が10 ng/mL以下）を目標とする。

膵移植について，施設や併用薬の種類や投与量によって目標値は異なるため，参考値として示す。膵腎同時移植における海外報告では，目標血中濃度が異なるが，シクロスポリンについて，術後6カ月におけるトラフ値＞150 ng/mLでは，腎機能が低下しやすいこと，また，移植後1週間における膵臓グラフト血栓を発症した患者では，トラフ値が高かった（336 ng/mL vs. 226 ng/mL）ことが報告されている。タクロリムスにつ

いて，術後1週間のトラフ濃度が≦8 ng/mL である場合，術後1カ月の拒絶反応発症頻度が，有意ではないが増加する報告があるため，トラフ濃度に注意を要する。

　肺移植後タクロリムスのトラフ値は，最初の2〜3カ月は10〜20 ng/mL であるが，術後数年以上たって落ち着いている患者では4〜6 ng/mL を目安とする報告もある。

[参考文献]

タクロリムス

1) Masuda S, Goto M, Fukatsu S, et al. Intestinal MDR1/ABCB1 level at surgery as a risk factor of acute cellular rejection in living-donor liver transplant patients. Clin Pharmacol Ther. 2006; 79: 90-102.【Ⅳ】
2) Grochowiecki T, Wyzgał J, Gałazka Z, et al. A retrospective study of steroid elimination in simultaneous pancreas and preemptive kidney transplant (Sppre-Ktx) recipients. Ann Transplant. 2006; 11: 57-9.【Ⅳ】

シクロスポリン

3) Fukudo M, Yano I, Masuda S, et al. Pharmacodynamic analysis of tacrolimus and cyclosporine in living-donor liver transplant patients. Clin Pharmacol Ther. 2005; 78: 168-81.【Ⅳ】
4) Hesse UJ, Troisi R, Jacobs B, et al. A single center's clinical experience with quadruple immunosuppression including ATG or IL2 antibodies and mycophenolate mofetil in simultaneous pancreas–kidney transplants. Clin Transplant. 2000; 14: 340-4.【Ⅳ】
5) Tedesco Silva H Jr, Cibrik D, Johnston T, et al. Everolimus plus reduced-exposure CsA versus mycophenolic acid plus standard-exposure CsA in renal-transplant recipients. Am J Transplant. 2010; 10: 1401-13.【Ⅱ】
6) Cibrik D, Tedesco Silva H Jr, Vathsala A, et al. Randomized Trial of everolimus-facilitated calcineurin inhibitor minimization over 24 months in renal transplantation. Transplantation. 2013; 95: 933-42.【Ⅱ】
7) Hiramitsu T, Okada M, Futamura K, et al. 5year follow-up of a randomized clinical study comparing everolimus plus reduced-dose cyclosporine with mycophenolate mofetil plus standard-dose cyclosporine in de novo kidney transplantation: Retrospective single center assessment. Int Immunopharmacol. 2016; 39: 192-8.【Ⅱ】

タクロリムス，シクロスポリン

8) 杉谷篤. 膵臓移植と免疫抑制療法. 移植. 2010; 45: 16-21.【Ⅴ】
9) Kuypers DR, Malaise J, Claes K, et al.; Euro-SPK Study Group. Secondary effects of immunosuppressive drugs after simultaneous pancreas–kidney transplantation. Nephrol Dial Transplant. 2005; 20 (Suppl 2) : ii33-9.【Ⅱ】
10) Bechstein WO, Malaise J, Saudek F, et al.; EuroSPK Study Group. Efficacy and safety of tacrolimus compared with cyclosporine microemulsion in primary simultaneous pancreas-kidney transplantation: 1-year results of a large multicenter trial. Transplantation. 2004; 77: 1221-8.【Ⅳ】
11) Stegall MD, Simon M, Wachs ME, et al. Mycophenolate mofetil decreases rejection in simultaneous pancreas-kidney transplantation when combined with tacrolimus or cyclosporine. Transplantation. 1997; 64: 1695-700.【Ⅳ】
12) Berge M, Chevalier P, Benammar M, et al. Safe management of tacrolimus together with posaconazole in lung transplant patients with cystic fibrosis. Ther Drug Monit. 2009; 31: 396-9.【Ⅳ】
13) Scheffert JL, Raza K. Immunosuppression in lung transplantation. J Thorac Dis. 2014; 6: 1039-53.【Ⅰ】

14) Baughman RP, Meyer KC, Nathanson I, et al. Monitoring of nonsteroidal immunosuppressive drugs in patients with lung disease and lung transplant recipients: American College of Chest Physicians evidence-based clinical practice guidelines. Chest. 2012; 142: e1S-e111S.【Ⅵ】
15) Zuckermann A, Reichenspurner H, Brisan T, et al. Cyclospirine A virsus taclorimus in combination with mycophenolate mofetil and steroids as primary immunosuppression after lung transplantation: one-year results of a 2-center prospective randomized trial. J Thorac Cardiovasc Surg. 2003; 125: 891-900.【Ⅱ】
16) Treede H, Glanville AR, Klepetko W, et al.; European and Australian Investigatiors in Lung Transplantation. Tacrolimus and cyclosporine have differential effects on the risk of development of bronchiolitis obliterans syndrome: results of a prospective, randomized international trial in lung transprantation. J Herat Lung Transplant. 2012; 31: 797-804.【Ⅱ】
17) Witt CA, Hachem RR. Immunosuppression: what's standard and what's new ? Semin Respir Crit Care Med. 2013; 34: 405-13.【Ⅰ】
18) Date H, Aoe M, Sano Y, et al. Improved survival after living-donor lobar lung transplantation. J Thorac Cardiovasc Surg. 2004; 128: 933-40.【Ⅳ】
19) Glanville AR, Aboyoun CL, Morton JM, et al. Cyclosporine C2 target levels and acute cellular rejection after lung transplantation. J Heart Lung Transplant. 2006; 25: 928-34.【Ⅲ】
20) Snell GI, Westall GP. Immunosuppression for lung transplantation: evidence to date. Drugs. 2007; 67: 1531-9.【Ⅰ】

5 投与設計

CQ1-8 経口投与の場合，投与法はどうすればよいか。

Answer 腎移植

生体腎移植の場合は移植手術日2～3日前から以下の投与量にて開始する。ただし、ABO不適合症例、抗ドナー抗体陽性症例、その他ハイリスク症例の場合は、移植術の1カ月前より投与開始することがある。　　　　　　　　　　　　　　　　　　　[推奨度A]

タクロリムス（一般製剤）：1回0.05～0.125 mg/kgを1日2回（0.1～0.25 mg/kg/day）12時間毎に経口投与する。

タクロリムス（徐放性製剤）：1回0.1～0.2 mg/kgを1日1回（0.1～0.2 mg/kg/day）24時間毎に経口投与する。

シクロスポリン：1回3～4 mg/kgを1日2回（6～8 mg/kg/day）12時間毎に経口投与する。

献腎移植の場合は手術当日に投与開始する。　　　　　　　　　　　　　　　　[推奨度A]

Answer 肝移植

生体肝移植の場合は移植手術日翌日から以下の投与量にて開始する。　　　　　　　　[推奨度 A]

タクロリムス：肝移植術翌日から投与を開始するが，腎機能を含むさまざまな容態を考慮しながら初期用量を含めて調節する。したがって，投与開始後の TDM の結果に基づく用量調節が重要である。初期用量の一例を次に示す。

［成　人］
- 生体ドナー，左葉グラフト：1 回 0.5 mg を 1 日 2 回，12 時間毎に経口投与する。
- 生体ドナー，右葉グラフト：1 回 1.0 mg を 1 日 2 回，12 時間毎に経口投与する。
- 脳死ドナー，全肝グラフト：1 回 1.0～1.5 mg を 1 日 2 回，12 時間毎に経口投与する。

［小　児］
- 1 回 0.04～0.05 mg/kg を 1 日 2 回（0.08～0.1 mg/kg/day）12 時間毎に経口投与する。

シクロスポリン：1 回 4 mg/kg を 1 日 2 回（8 mg/kg/day）12 時間毎に経口投与する。ただし腎機能が低下しておりトラフ値が下がらない患者は，1 日 1 回投与を考慮する。その際の用量は 1 日 2 回投与の場合の 1 日量の 80% を目安とする（トラフ値は 200 ng/mL 以下を目標とする）。

Answer 心移植

タクロリムス（一般製剤）：尿量の確保を確認してから，1 回 0.5 mg を 1 日 2 回 12 時間毎に経口投与し，目標濃度に達するまで漸増する。　　　　　　　　　　　　　　[推奨度 A]

心移植では，腎機能障害や種々の脳血管障害をきたしやすいので，血中濃度のトラフ値が 15 ng/mL，高くても 20 ng/mL を超えないことが望ましい。頭痛，痙攣や振戦などの症状が認められた場合には，精査を行う。

タクロリムス（徐放性製剤）：一般製剤から切り替える場合は，同一 1 日用量を 1 日 1 回朝経口投与するが，一定の見解はまだない。　　　　　　　　　　[推奨度は特に設定しない]

シクロスポリン：尿量の確保を確認してから，1 日量 3 mg/kg を 1 日 2 回に分けて経口投与する。　　　　　　　　　　　　　　　　　　　　　　　　　　　　　　　　[推奨度 A]

Answer 膵移植

脳死あるいは心停止ドナーからの膵移植の場合は，患者入院後に投与開始する（術前 1 回）。　　　　　　　　　　　　　　　　　　　　　　　　　　　　　　　　　　　　[推奨度 B]

タクロリムス：1 回 0.05～0.125 mg/kg を 1 日 2 回（0.1～0.25 mg/kg/day）12 時間毎に経口投与する。

シクロスポリン：1 回 3～4 mg/kg を 1 日 2 回（6～8 mg/kg/day）12 時間毎に経口投与する。

Answer 肺移植

肺移植の場合は，移植手術当日または翌日から投与を開始する。

タクロリムス：肝機能が正常な肺移植患者の維持治療において，経口での投与量は1回0.025～0.15 mg/kgを1日2回（0.05～0.3 mg/kg/day），12時間間隔で使用する（通常，1回0.05 mg/kgを12時間間隔で使用する）。また，小児肺移植では，1回0.15 mg/kgを1日2回（0.3 mg/kg/day），12時間間隔で経口投与し，目標トラフ血中濃度を10～20 ng/mLとする。

[推奨度A]

シクロスポリン：1回2～5 mg/kgを1日2回（4～10 mg/kg/day），12時間毎に経口投与する。

[推奨度B]

[Explanation]

タクロリムス

食後投与では絶食時（食前1時間前）に比べ吸収が低下することから，血中濃度が上がりにくい場合は食前投与を試す。肺移植領域の結果では，1日1回内服（徐放性製剤）は，1日2回内服（一般製剤）と等価の定常状態およびトラフ血中濃度を示す。

シクロスポリン

血中濃度が上がりにくい場合は食前投与を試す。また，肝移植の場合は，腎機能低下によりトラフ値が下がらない患者はピーク値を保ち，トラフ値を下げる目的で1日1回投与を考慮する。その際の用量は1日2回投与の場合の1日量の80％を目安とする（トラフ値は200 ng/mL以下を目標とする）。

[参考文献]

タクロリムス

1) Yano I, Masuda S, Egawa H, et al. Significance of trough monitoring for tacrolimus blood concentration and calcineurin activity in adult patients undergoing primary living-donor liver transplantation. Eur J Clin Pharmacol. 2012; 68: 259-66.【Ⅳ】
2) Truněčka P, Boillot O, Seehofer D, et al.; Tacrolimus Prolonged Release Liver Study Group. Once-daily prolonged-release tacrolimus（ADVAGRAF）versus twice-daily tacrolimus（PROGRAF）in liver transplantation. Am J Transplant. 2010; 10: 2313-23.【Ⅱ】

シクロスポリン

3) Fukudo M, Yano I, Masuda S, et al. Cyclosporine exposure and calcineurin phosphatase activity in living-donor liver transplant patients: twice daily vs. once daily dosing. Liver Transpl. 2006; 12: 292-300.【Ⅲ】
4) Billaud EM. Clinical pharmacology of immunosuppressive drugs: year 2000-time for alternatives. Therapie. 2000; 55: 177-83.【Ⅰ】
5) Meier-Kriesche HU, Li S, Gruessner RW, et al. Immunosuppression: evolution in practice and trends, 1994-2004. Am J Transplant. 2006; 6: 1111-31.【Ⅰ】
6) Taylor AL, Watson CJ, Bradley JA. Immunosuppressive agents in solid organ transplantation: Mechanisms of action and therapeutic efficacy. Crit Rev Oncol Hematol. 2005; 56: 23-46.【Ⅰ】
7) Treede H, Glanville AR, Klepetko W, et al.; European and Australian Investigators in Lung

Transplantaiton. Tacrolimus and cyclosporine have differential effects on the risk of development of bronchiolitis obliterans symdrome: results of a prospective, randomaized international tiral in lung transplantation. J Heart Lung Transplant. 2012; 31: 797-804.【Ⅱ】
8) Zuckermann A, Reichenspurner H, Birsan T, et al. Cyclosporine A versus tacrolimus in combination with mycophenolate mofetil and steroids as primary immunosuppression after lung transplantaiton: one-year results of a 2-center prospective randomaized trial. J Thorac Cardiovasc Surg. 2003; 125: 891-900.【Ⅱ】
9) Treede H, Klepetko W, Reichenspurner H, et al.; Munich and Vienna Lung Transplant Group. Tacrolimus versus cyclosporine after lung transplantation: a prospective, open, randomaized two-center tiral comparing two different immunosuppressive protocols. J Heart Lung Transplant. 2001; 20: 511-7.【Ⅱ】
10) Armitage JM, Fricker FJ, Kurland G, et al. Pediatric lung transplantation. The years 1985 to 1992 and the clinical trial of FK 506. J Thorac Cardiovasc Surg. 1993; 105: 337-45.【Ⅳ】
11) Date H, Aoe M, Sano Y, et al. Improved survival after lining-donor lobar lung transplantation. J Thorac Cardiovasc Surg. 2004; 128: 933-40.【Ⅳ】
12) Méndez A, Berastegui C, López-Meseguer M, et al. Pharmacokinetic study of conversion from tacrolimus twice-daily to tacrolimus once-daily in stable lung transplantation. Transplantation. 2014; 97: 358-62.【Ⅳ】
13) Shadmehr MB, Arab M, Pejhan S, et al. Eight years of lung transplantation: experience of the National Research Institute of Tuberculosis and Lung Diseases. Transplant Proc. 2009; 41: 2887-9.【Ⅳ】
14) Morton JM, Aboyoun CL, Malouf MA, et al. Enhanced clinical utility of de novo cyclosporine C2 monitoring after lung transplantation. J Heart Lung Transplant. 2004; 23: 1035-9.【Ⅳ】

CQ1-9　静脈注射の場合，投与法はどうすればよいか。

Answer

タクロリムス：24時間持続静注。経口投与の1/5～1/3の用量（0.03～0.1 mg/kg/day）が推奨される。　　　　　　　　　　　　　　　　　　　　　　　　　　　　　　[推奨度B]

シクロスポリン：1日2回2～4時間で投与する。経口投与の1/3～1/2の用量（2～4 mg/kg/day）が推奨される。　　　　　　　　　　　　　　　　　　　　　　　　[推奨度B]

Answer 心移植

原則としてカルシニューリン阻害薬の静脈内投与は行わない。長期間経口または経管で投与できない時には，腎機能障害に注意しながら，少量から漸増する。
[推奨度A]

タクロリムス：経口投与の1/5の用量（0.01 mg/kg/day）を生理食塩液またはブドウ糖注射液で希釈して24時間かけて点滴静注する。　　　　　　　　　　　　　[推奨度B]

シクロスポリン：シクロスポリンとして1～2 mg/kg/dayを24時間かけて点滴静注する。
[推奨度B]

[Explanation]

タクロリムス

治験の段階で1日2回間歇的静脈内投与時に腎障害や神経症状などの副作用が多く出現したことから，添付文書においても24時間持続投与とされており，持続静注法を用いる必要がある．これは点滴速度が速い1日2回静脈点滴では血中濃度のピーク値が高くなったことが原因と考えられる．タクロリムスの内服ではAUTL/AUC%が大きく，C_{max}/C_{min}が小さく血中濃度の変化が緩やかであり，経口投与時の血中濃度推移は持続静注時に近い．したがって，大きなC_{max}/C_{min}を作らずに血中濃度推移が安定する持続点滴が推奨される．

特に生体肝移植患者におけるタクロリムスの持続静注では，タクロリムスが肝代謝型であることから移植肝重量が重要な目安となる．その初期投与量は次のような式を用いて推定するとよい．

$$タクロリムスの初期投与量(mg/day) = グラフト重量(kg) \times 1.0$$

また，術後早期に目標血中濃度に到達させる方法として，術後0.03 mg/kg/dayで持続静注を開始，移植術翌朝～昼までの10～15時間程度投与を行い，移植術翌日朝の血中濃度を確認し，1/3～1/4（0.01～0.0075 mg/kg/day）の用量に減量する方法もある．

シクロスポリン

1日2回または持続投与でも問題はないが，1日2回投与の3～4時間の点滴投与が内服薬の体内動態に近く，トラフ値モニタリングで副作用予防などの管理ができるため好ましい．腎移植後シクロスポリンの持続投与を行う場合，同等のAUCにするためには内服時のトラフ値に対して2.0～2.5倍程度の血中濃度が必要になる．一方，肝移植患者におけるシクロスポリンの静注投与の場合，0.8 mg/kgを1日2回4時間点滴した生体肝移植症例において良好な成績であったことが報告されている．

[参考文献]

1) Nakamura Y, Takeuchi H, Okuyama K, et al. Evaluation of appropriate blood level in continuous intravenous infusion from trough concentrations after oral administration based on area under trough level in tacrolimus and cyclosporine therapy. Transplant Proc. 2005; 37: 1725-7.【Ⅴ】
2) Abu-Elmagd KM, Fung J, Draviam R, et al. Four-hour versus 24-hour intravenous infusion of FK 506 in liver transplantation. Transplant Proc. 1991; 23: 2767-70.【Ⅴ】
3) Fukudo M, Yano I, Masuda S, et al. Pharmacodynamic analysis of tacrolimus and cyclosporine in living-donor liver transplant patients. Clin Pharmacol Ther. 2005; 78: 168-81.【Ⅳ】
4) Koefoed-Nielsen PB, Karamperis N, Højskov C, et al. The calcineurin activity profiles of cyclosporin and tacrolimus are different in stable renal transplant patients. Transpl Int. 2006; 19: 821-7.【Ⅳ】
5) Yano I, Masuda S, Inui K. 8.2 Therapeutic drug monitoring and individualized therapy with tacrolimus in recipients of living-donor liver transplantation. Tanaka K, Inomata Y, Uemoto S, et al. eds. Evolution of living-donor liver transplantation. Thomson Reuters, 2008, pp217-31.【Ⅴ】

6) Hibi T, Tanabe M, Hoshino K, et al. Cyclosporine A-based immunotherapy in adult living donor liver transplantation: accurate and improved therapeutic drug monitoring by 4-hr intravenous infusion. Transplantation. 2011; 92: 100-5.【Ⅲ】

CQ1-10 静脈注射と経口投与の切り替えの際，投与量（1日量）の換算はどうするのか。

Answer 腎移植

静脈注射から経口投与に切り替える場合は静注量の3〜5倍（タクロリムス），2〜3倍（シクロスポリン）にして投与する。経口投与から静脈注射に切り替える場合は経口投与量の1/5〜1/3（タクロリムス），1/3〜1/2（シクロスポリン）にして投与する。切り替え後の測定は投与開始，投与量変更時のタイミングと同様である。　　　　　　　　　　　　　　　　[推奨度B]

Answer 肝移植

タクロリムス：経口投与に切り替える場合は静注量の約3〜7倍を2分割して投与する。経口投与から静脈注射に切り替える場合は経口投与量の1/7〜1/3にして投与する。
[推奨度B]

シクロスポリン：経口投与に切り替える場合は静注量の約3〜4倍を2分割して投与する。
[推奨度B]

Answer 心移植

原則としてカルシニューリン阻害薬の静脈内投与は行わない。静脈注射から経口投与に切り替える場合は静注量の2〜3倍（シクロスポリン），3〜5倍（タクロリムス）を2分割して投与する。経口投与から静脈注射に切り替える場合は経口投与量の1/3〜1/2（シクロスポリン），1/5〜1/3（タクロリムス）にして投与する。　　[推奨度B]

Answer 膵移植

静脈注射から経口投与に切り替える場合は静注量の3〜5倍（タクロリムス），2〜3倍（シクロスポリン）にして投与する。経口投与から静脈注射に切り替える場合は経口投与量の1/5〜1/3（タクロリムス），1/3〜1/2（シクロスポリン）にして投与する。切り替え後の測定は投与開始，投与量変更時のタイミングと同様である。　　　　　　　　　　　　　　　　[推奨度B]

Answer 肺移植

タクロリムス：経口投与から静脈注射に切り替える場合は，経口投与量の約1/3にして投与する。また，小児では，静脈注射（0.05 mg/kg/day）から経口投与（0.3 mg/kg/day）に切り替える場合は，静脈内投与量の約6倍にして投与する。　　　[推奨度B]

シクロスポリン：経口投与から静脈注射に切り替える場合は，経口投与量の約1/5〜1/3にして投与する。　　　　　　　　　　　　　　　　　　　　　　　　[推奨度B]

[Explanation]

　経口投与時のバイオアベイラビリティがタクロリムス，シクロスポリンそれぞれ，静注時の約25％，約40％程度と考えられていることから，切り替え換算値は上記のように設定される。しかし，現状は各施設の目標トラフ値に合わせて患者個々に投与量が調節されている。また，切り替え時は，経口投与の12時間前に静注（短時間投与法）を中止することで経口投与後の血中濃度の高値を避け，過剰な免疫抑制にならないようにする方法や逆に過少投与とならないよう内服開始時に持続静注を中止，または持続静注と内服を数時間重複させる方法など，患者の病態に応じて慎重に開始する。肝移植において遺伝子多型や術後経過は，体内動態に影響を及ぼす因子であることが報告されているため，切り替えるタイミングにおける患者背景に応じて換算量を設定する必要がある。
　肺移植において囊胞性線維症患者の場合，シクロスポリンのバイオアベイラビリティが他患者より低下することが報告されているため，切り替えは慎重に行うことが望ましい。

[参考文献]

1) Yanik G, Levine JE, Ratanatharathorn V, et al. Tacrolimus（FK506）and methotrexate as prophylaxis for acute graft-versus-host disease in pediatric allogeneic stem cell transplantation. Bone Marrow Transplant. 2000; 26: 161-7.【Ⅳ】
2) 豊島崇徳編. ガイドラインパースペクティブ　造血細胞移植. 医療ジャーナル社，2009．p74.【Ⅵ】
3) 日本造血細胞移植学会 編. 造血細胞移植ガイドライン. 2008, p35.【Ⅵ】
4) Venkataramanan R, Jain A, Warty VS, et al. Pharmacokinetics of FK506 in transplant patients. Transplant Proc. 1991; 23: 2736-40.【Ⅰ】
5) Armitage JM, Fricker FJ, Kurland G, et al. Pediatric lung transplantation. The years 1985 to 1992 and the clinical trial of FK 506. J Thorac Cardiovasc Surg. 1993; 105: 337-45.【Ⅳ】
6) Tsang VT, Johnston A, Heritier F, et al. Cyclosporin pharmacokinetics in heart-lung transplant recipients with cystic fibrosis. Effects of pancreatic enzymes and ranitidine. Eur J Clin Pharmacol. 1994; 46: 261-5.【Ⅲ】
7) Fruit D, Rousseau A, Amrein C, et al. Ciclosporin population pharmacokinetics and Bayesian estimation in thoracic transplant recipients. Clin Pharmacokinet. 2013; 52: 277-88.【Ⅲ】

CQ1-11　タクロリムスとシクロスポリンを切り替える際，投与量の換算はどうするのか。

Answer

タクロリムスからシクロスポリンに切り替える場合の投与量は，タクロリムス投与量の20〜25倍，目標トラフ値は15倍程度とする。シクロスポリンからタクロリムスに切り替える場合の投与量は，シクロスポリン投与量の1/25〜1/20，目標トラフ値は1/15程度とする。

[推奨度 B]

[Explanation]

　効果および副作用の面から両剤を相互に切り替える際にタクロリムス：シクロスポリン＝1：20〜25 の投与量で切り替え，トラフ値はタクロリムス：シクロスポリン＝1：13〜15 を目標にするのが適切であると考えられる。ただし，移植肝機能不全の状態の患者においては，クリアランスが低下することが想定されるため慎重に行うことが望ましい。

[参考文献]

1) Takeuchi H, Okuyama K, Konno O, et al. Optimal dose and target trough level in cyclosporine and tacrolimus conversion in renal transplantation as evaluated by lymphocyte drug sensitivity and pharmacokinetic parameters. Transplant Proc. 2005; 37: 1745-7.【Ⅴ】

CQ1-12　内服は食前か食後か空腹時か。

Answer

消化管吸収は食事の影響を受けるため，食後，食前，空腹時いずれかの一定条件で投与する。　　　　　　　　　　　　　　　　　　　　　　　　　　　　　　　[推奨度 C]

[Explanation]

　服用タイミングについては，バイオアベイラビリティに対する影響が最も重要であるが，腎移植では長期に継続的に服用する薬であるため，服薬コンプライアンスの維持や患者 QOL を考慮する必要もある。

　カルシニューリン阻害薬のバイオアベイラビリティに関しては，食事と服用タイミング以外にさまざまな因子があり，個体内変動が大きいことから，個人での食事と服用タイミングの影響を把握することが重要と考えられる。

タクロリムス

　一般製剤では，食直後および食後 1.5 時間に経口投与した場合は空腹時に比べ有意に C_{max} および AUC の低下がみられ，T_{max} は延長する。また徐放性製剤においても，食直後および食後 1.5 時間に投与した場合は空腹時に比べ C_{max} および AUC の低下がみられる。

シクロスポリン

　マイクロエマルジョン製剤の場合，胆汁酸分泌量や食事の影響は旧製剤と比較して小さい。ただし，血中濃度推移が不安定な場合や吸収遅延や低下が予想される場合には，空腹時や食前投与を試行すると改善する可能性がある。

[参考文献]

1) Mueller EA, Kovarik JM, van Bree JB, et al. Influence of a fat-rich meal on the pharmacokinetics

of a new oral formulation of cyclosporine in a crossover comparison with the market formulation. Pharm Res. 1994; 11: 151-5.【Ⅲ】
2) Levy GA, Rochon J, Freeman D, et al. Cyclosporine Neoral in liver transplant recipients. Transplant Proc. 1994; 26: 2949-52.【Ⅴ】
3) 白井小百合, 土田浩生, 窪島真吾, 他. シクロスポリン食前投与は難治性ネフローゼ症候群に有用である. 今日の移植. 2004; 17: 812-7.【Ⅴ】

6 特定の背景を有する患者など

CQ 1-13 腎機能障害患者・透析患者へはどう対応すればよいか。

Answer

腎機能障害，透析による影響は受けないため，特に考慮する必要はない。　　［推奨度 A］

[Explanation]

タクロリムスの尿中未変化体排泄率は投与量1％以下であること，経口投与されたシクロスポリンの96時間後の尿中排泄は投与量の6％（うち未変化体は0.1％）であることから，両薬物とも尿中排泄はほとんど受けないと考えてよい。さらに，いずれの薬物も血球移行性とタンパク結合率が高いため透析膜では除去されない。

[参考文献]
1) Venkataramanan R, Jain A, Warty VS, et al. Pharmacokinetics of FK 506 in transplant patients. Transplant Proc. 1991; 23: 2736-40.【Ⅴ】
2) Venkataramanan R, Jain A, Cadoff E, et al. Pharmacokinetics of FK 506: Precllinical and clinical studies. Transplant Proc. 1990; 22: 52-6.【Ⅴ】
3) Venkataramanan R, Ptachcinski RJ, Burckart GJ, et al. The clearance of cyclosporine by hemodialysis. J Clin Pharmacol. 1984; 24: 528-31.【Ⅳ】

CQ 1-14 肝機能障害患者へはどう対応すればよいか。

Answer

肝機能障害時は血中濃度が上昇する可能性があるため測定頻度を高めることを考慮する。また，肝移植後の肝機能回復期にあっては免疫抑制薬の血中濃度が上がりにくいことを考慮し，用量増量を念頭に測定頻度を高める。　　［推奨度 A］

[Explanation]

タクロリムス，シクロスポリンともに肝臓で代謝されるため，肝機能障害時は血中濃

度が上昇する可能性がある。また肝移植直後のクリアランスは移植肝重量に依存し，術後の経過日数とともに増大するため，動態特性の変化にも影響があり注意が必要である。また，肝以外の臓器移植患者において軽度の肝機能障害では血中濃度に影響しない。

[参考文献]
1) Fukatsu S, Yano I, Igarashi T, et al. Population pharmacokinetics of tacrolimus in adult recipients receiving living-donor liver transplantation. Eur J Clin Pharmacol. 2001; 57: 479-84.【Ⅳ】

CQ1-15 小児への投与はどう対応すればよいか。

Answer
体重あたりの投与量の増量を考慮する。　　　　　　　　　　　　　　　　　　　　　　　[推奨度 B]

[Explanation]

　小児に一般的なことであるが，体重あたりの肝重量が大きく薬物代謝能が成人に比べ高いため，体重あたりの投与量を増量する必要性を考慮して測定頻度を増やす（タクロリムス，シクロスポリン）。小児の肝移植患者についても同様の考え方であり，母集団解析により体重以外にも術後経過日数，ALT，総蛋白，ヘマトクリットなどが影響因子と報告されている。

　小児腎移植におけるタクロリムス徐放性製剤は，従来の1日2回製剤と同等の投与量で変更する際，トラフ値やAUCの低下が認められる。また，体重やCYP3A5遺伝子多型が体内動態に影響を及ぼす因子であることが報告されている。

[参考文献]
1) Ushigome H, Okamoto M, Kadotani Y, et al. Pediatric living-related renal transplantation under tacrolimus as the primary immunosuppressive agent. Transplant Proc. 2003; 35: 165-6.【Ⅳ】
2) Ushijima K, Uemura O, Yamada T. Age effect on whole blood cyclosporine concentrations following oral administration in children with nephrotic syndrome. Eur J Pediatr. 2012; 171: 663-8.【Ⅳ】
3) Yang JW, Liao SS, Zhu LQ, et al. Population pharmacokinetic analysis of tacrolimus early after Chinese pediatric liver transplantation. Int J Clin Pharmacol Ther. 2015; 53: 75-83.【Ⅳ】
4) Zhao W, Fakhoury M, Baudouin V, et al. Population pharmacokinetics and pharmacogenetics of once daily prolonged-release formulation of tacrolimus in pediatric and adolescent kidney transplant recipients. Eur J Clin Pharmacol. 2013; 69: 189-95.【Ⅳ】
5) Musuamba FT, Guy-Viterbo V, Reding R, et al. Population pharmacokinetic analysis of tacrolimus early after pediatric liver transplantation. Ther Drug Monit. 2014; 36: 54-61.【Ⅳ】
6) Min SI, Ha J, Kang HG, et al. Conversion of twice-daily tacrolimus to once-daily tacrolimus formulation in stable pediatric kidney transplant recipients: pharmacokinetics and efficacy. Am J Transplant. 2013; 13: 2191-7.【Ⅳ】

CQ1-16 高齢者への投与はどう対応すればよいか。

Answer

高齢者では，目標濃度を得るために必要な投与量が少ない可能性もあることから，注意深く投与量設定を行う。　　　　　　　　　　　　　　　　　　　　　　　[推奨度 B]

[Explanation]

　一般的に高齢になるにつれ，吸収，バイオアベイラビリティ，肝代謝，腎クリアランスが変化すると考えられている。シクロスポリンにおける CL/F，Vd/F，吸収率は年齢の増加とともに低下する。高齢の腎移植患者では，若年者と比較して少ない投与量で目標 C_2 濃度に到達し，全血中に対する T リンパ球濃度比は若年者より高値であることが報告されている。そのため，高齢者では急性拒絶の頻度が低いものの，毒性が生じる頻度が高く，高齢者では用量調節を注意深く行う必要がある。一方，タクロリムスはバイオアベイラビリティ，分布容積，クリアランスに年齢は影響しないとする報告があり，CYP3A5，グラフト肝重量，移植後期間やヘマトクリット，HCV，下痢などが影響するとされている。しかしながら，同じ目標濃度とした場合，高齢者では必要な投与量が少なかったという報告もあるため，シクロスポリン同様注意深く用量調節を行う必要がある。

[参考文献]

1) Han K, Pillai VC, Venkataramanan R. Population pharmacokinetics of cyclosporine in transplant recipients. AAPS J. 2013; 15: 901-12.【I】
2) Falck P, Midtvedt K, Vân Lê TT, et al. A population pharmacokinetic model of ciclosporin applicable for assisting dose management of kidney transplant recipients. Clin Pharmacokinet. 2009; 48: 615-23.【IV】
3) Wu KH, Cui YM, Guo JF, et al. Population pharmacokinetics of cyclosporine in clinical renal transplant patients. Drug Metab Dispos. 2005; 33: 1268-75.【IV】
4) Kovarik JM, Koelle EU. Cyclosporin pharmacokinetics in the elderly. Drugs Aging. 1999; 15: 197-205.【I】
5) Turnheim K. Drug dosage in the elderly. Is it rational? Drugs Aging. 1998; 13: 357-79.【I】
6) Staatz CE, Tett SE. Pharmacokinetic considerations relating to tacrolimus dosing in the elderly. Drugs Aging. 2005; 22: 541-57.【I】
7) Jacobson PA, Schladt D, Oetting WS, et al. Lower calcineurin inhibitor doses in older compared to younger kidney transplant recipients yield similar troughs. Am J Transplant. 2012; 12: 3326-36.【III】

CQ1-17 妊婦・授乳婦への投与はどう対応すればよいか。

Answer

先天異常発生率は一般集団と比べて差はなく，腎移植後の妊娠では服用を継続するのが一般的である。投与中は授乳を控える（乳汁中移行が確認されている）。　　　　　　[推奨度 B]

[Explanation]

　　動物実験で催奇形作用，胎児毒性が報告されているが，先天異常発生率は一般集団と比べて差はなく，実際に移植後の妊娠では服用を継続するのが一般的である。母乳中へ移行することが多いので授乳は避ける。一方，最近の報告では，母乳中へ移行するものの，胎児への吸収は低いため，維持量を投与中では授乳可能とする意見もある。なお，2018 年 7 月に使用上の注意が改訂され「妊婦，産婦，授乳婦等への投与」の項は，従前の「禁忌」から「治療上の有益性が危険性を上回ると判断される場合にのみ投与する」旨の注意喚起に変更となった。参考までに，オーストラリアの胎児危険度分類では C（催奇形性はないが，その薬理効果によって胎児や新生児に有害作用を引き起こす薬，または，その疑いのある薬であり，妊婦に絶対禁忌ではない）に分類されている。

[参考文献]

1) Saegusa T, Ohara K, Noguchi H. Reproductive and Developmental Studies of Tacrolimus (FK506) in Rats and Rabbits. 基礎と臨床. 1992; 26: 969-81.【Ⅳ】
2) 荻原大二郎，塩田浩平．プログラフの妊娠時使用経験．今日の移植．2004; 17: 451-5.【Ⅴ】
3) EBPG Expert Group on Renal Transplantation. European best practice guidelines for renal transplantation. Section IV: Long-term management of the transplant recipient. IV.10. Pregnancy in renal transplant recipients. Nephrol Dial Transplant. 2002; 17: 50-5.【Ⅴ】
4) Constantinescu S, Pai A, Coscia LA, et al. Breast-feeding after transplantation. Best Pract Res Clin Obstet Gynaecol. 2014; 28: 1163-73.【Ⅰ】
5) アステラス製薬株式会社：使用上の注意改訂のお知らせ
https://amn.astellas.jp/jp/di/info/revision_180710165523129.pdf
6) ノバルティスファーマ株式会社：使用上の注意改訂のお知らせ
https://drs-net.novartis.co.jp/SysSiteAssets/common/pdf/neo/os/os_neo_sim_201807.pdf

CQ1-18 下痢の影響はあるのか。

Answer

血中濃度が変動する可能性があるため，測定頻度を上げる。　　　　　　[推奨度 B]

[Explanation]

　　薬物は下痢により吸収が低下するため，血中濃度が低下することが一般的であるが，

タクロリムスでは血中濃度が低下する場合だけではなく，重度の下痢では血中濃度が上昇することが報告されているため注意が必要である．また，中等度の下痢では影響しないことも報告されており，測定頻度を増やすことが重要である．一方，シクロスポリンの場合はトラフ値に影響はないことが報告されているが一般的な薬剤同様に若干低下する場合もある．

[参考文献]
1) Maes BD, Lemahieu W, Kuypers D, et al. Differential effect of diarrhea on FK506 versus cyclosporine A trough levels and resultant prevention of allograft rejection in renal transplant recipients. Am J Transplant. 2002; 2: 989-92.【Ⅳ】
2) Sato K, Amada N, Sato T, et al. Severe elevations of FK506 bloodconcentration due to diarrhea in renal transplant recipients. Clin Transplant. 2004; 18: 585-90.【Ⅳ】
3) Lemahieu W, Maes B, Verbeke K, et al. Cytochrome P450 3A4 and P-glycoprotein activity and assimilation of tacrolimus in transplant patients with persistent diarrhea. Am J Transplant. 2005; 5: 1383-91.【Ⅳ】
4) van Boekel GA, Aarnoutse RE, van der Heijden JJ, et al. Effect of mild diarrhea on tacrolimus exposure. Transplantation. 2012; 94: 763-7.【Ⅲ】

CQ1-19 胆汁ドレーン抜去の影響はあるのか．

Answer
血中濃度に影響を及ぼす可能性があり，測定頻度を高めることを考慮する．

[推奨度 B コンセンサス]

[Explanation]
胆管狭窄予防として留置しているドレナージチューブを抜去する際は，薬物の腸肝循環を念頭に一時的な血中濃度の上昇が予想されるため，血中濃度測定の頻度を増やす．

CQ1-20 タクロリムス徐放性製剤（1日1回投与）を使用する場合の用量調節はどうするのか．

Answer 腎移植：De novo で使用する場合
初期投与量は一般製剤と同等でよい．

[推奨度 B]

Answer 腎移植：術後経過を見ながら切り替える場合

トラフ値が減少する場合が多いが，一般製剤と同等の投与量で切り替え，目標トラフ値は同等とする。切り替え後にトラフ値が大きく低下した場合には増量を考慮する。

[推奨度 B]

Answer 肝移植

一般製剤と同量で切り替え可能。ただし，トラフ値が変動する可能性があるため，注意深くモニタリングを行うことが望ましい。

[推奨度 B]

Answer 膵移植

一般製剤と同量で切り替え可能。ただし，トラフ値が低下する可能性があるため，血中濃度推移に注意する。徐放性製剤への切り替え後の効果については，差はないか改善させる。

[推奨度 B]

[Explanation]

腎移植：De novo で使用する場合

治験段階では両剤のバイオアベイラビリティは同等性が示されているが，市販後では投与直後では一般製剤より AUC が低下，または同等のトラフ値にするには徐放性製剤で投与量が多くなることが報告されている。しかし，臨床効果に影響はなく，全体的には両剤で同等とする報告が多く，またその低下の程度は必ずしも大きくない。またトラフ値に関しても一般製剤より若干低くなる傾向にあるが，目標トラフ値内に入るため，初期投与量は一般製剤と同等でよいと考えられる。

腎移植：術後経過をみながら切り替える場合

一般製剤から徐放性製剤への同投与量での切り替え後は，トラフ値が同等とする報告もあるが，低下するという報告が多い。切り替え前後における AUC についてのデータは少なく，AUC が同等とする報告と低下するという報告に分かれる。切り替え後のトラフ値低下の程度も許容範囲であり，かつ臨床効果に影響はないため，同等の投与量で切り替え，目標トラフ値も同程度とする。切り替え後のトラフ値が大きく低下した場合（例えば前値の 30％以上の低下）には増量を考慮する。

肝移植

臨床試験においては，同量での切り替えにて同等の AUC およびトラフ濃度が得られたとされている。一方で，同量で切り替えを行うとトラフ濃度が低下するという報告や，*CYP3A5* 遺伝子多型の違いによりトラフ濃度が上昇するという報告もみられる。

膵移植

ほとんどの患者において，同量で切り替え可能だが，投与量の変更を必要とする場合もあるため，血中濃度を確認する。また，膵腎同時移植を含む腎移植患者において，腎機能について改善したという報告と変動しなかったとの報告がある。膵機能については

差がないとの報告がみられる。

[参考文献]

腎移植：De novo で使用する場合

1) Tsuchiya T, Ishida H, Tanabe T, et al. Comparison of pharmacokinetics and pathology for low-dose tacrolimus oncedaily and twice-daily in living kidney transplantation: prospective trial in once-daily versus twice-daily tacrolimus. Transplantation. 2013; 96: 198-204.【Ⅱ】
2) Kitada H, Okabe Y, Nishiki T, et al. One-year follow-up of treatment with once-daily tacrolimus in de novo renal transplant. Exp Clin Transplant. 2012; 10: 561-7.【Ⅲ】
3) Niioka T, Satoh S, Kagaya H, et al. Comparison of pharmacokinetics and pharmacogenetics of once-and twice-daily tacrolimus in the early stage after renal transplantation. Transplantation. 2012; 94: 1013-9.【Ⅲ】
4) Wlodarczyk Z, Squifflet JP, Ostrowski M, et al. Pharmacokinetics for once- versus twice-daily tacrolimus formulations in de novo kidney transplantation: a randomized, open-label trial. Am J Transplant. 2009; 9: 2505-13.【Ⅱ】
5) Krämer BK, Charpentier B, Bäckman L, et al.; Tacrolimus Prolonged Release Renal Study Group. Tacrolimus once daily (ADVAGRAF) versus twice daily (PROGRAF) in de novo renal transplantation: a randomized phase III study. Am J Transplant. 2010; 10: 2632-43.【Ⅱ】
6) Cabello M, García P, González-Molina M, et al. Pharmacokinetics of once- versus twice-daily tacrolimus formulations in kidney transplant patients receiving expanded criteria deceased donor organs: a single-center, randomized study. Transplant Proc. 2010; 42: 3038-40.【Ⅱ】

腎移植：術後経過を見ながら切り替える場合

7) Nakamura Y, Hama K, Katayama H, et al. Safety and efficacy of conversion from twice-daily tacrolimus (Prograf) to once-daily prolonged-release tacrolimus (Graceptor) in stable kidney transplant recipients. Transplant Proc. 2012; 44: 124-7.【Ⅳ】
8) Gallego-Valcarce E, Ortega-Cerrato A, Llamas-Fuentes F, et al. Conversion to tacrolimus extended-release formulation: short-term clinical results. Transplant Proc. 2009; 41: 2326-7.【Ⅳ】
9) Slatinska J, Rohal T, Wohlfahrtova M, et al. Long term follow-up of stable kidney transplant recipients after conversion from tacrolimus twice daily immediate release to tacrolimus once-daily prolonged release: a large single-center experience. Transplant Proc. 2013; 45: 1491-6.【Ⅳ】
10) de Jonge H, Kuypers DR, Verbeke K, et al. Reduced C0 concentrations and increased dose requirements in renal allografts recipients converted to the novel once-daily tacrolimus formulation. Transplantation. 2010; 90: 523-9.【Ⅳ】
11) Shuker N, Cadogan M, van Gelder T, et al. Conversion from twice-daily to once-daily tacrolimus does not reduce intrapatient variability in tacrolimus exposure. Ther Drug Monit. 2015; 37: 262-9.【Ⅳ】
12) Min SI, Ha J, Kang HG, et al. Conversion of twice-daily tacrolimus to once-daily tacrolimus formulation in stable pediatric kidney transplant recipients: pharmacokinetics and efficacy. Am J Transplant. 2013; 13: 2191-7.【Ⅳ】
13) Lapeyraque AL, Kassir N, Théorêt Y, et al. Conversion from twice-to once-daily tacrolimus in pediatric kidney recipients: a pharmacokinetic and bioequivalence study. Pediatr Nephrol. 2014; 29: 1081-8.【Ⅳ】
14) Hougardy JM, Broeders N, Kianda M, et al. Conversion from Prograf to Advagraf among kidney transplant recipients results in sustained decrease in tacrolimus exposure. Transplantation. 2011; 91: 566-9.【Ⅳ】
15) van Hooff J, Van der Walt I, Kallmeyer J, et al. Pharmacokinetics in stable kidney transplant

recipients after conversion from twice-daily to once-daily tacrolimus formulations. Ther Drug Monit. 2012; 34: 46-52.【Ⅳ】

16) Alloway R, Steinberg S, Khalil K, et al. Conversion of stable kidney transplant recipients from a twice daily Prograf based regimen to a once-daily modified release tacrolimus-based regimen. Transplant Proc. 2005; 37: 867-70.【Ⅳ】

肝移植

17) Kim JM, Kwon CH, Joh JW, et al. The conversion of once-daily extended-release tacrolimus is safe in stable liver transplant recipients: A randomized prospective study. Liver Transpl. 2016; 22: 209-16.【Ⅱ】

18) Kim SH, Lee SD, Kim YK, et al. Conversion of twice-daily to once-daily tacrolimus is safe in stable adult living donor liver transplant recipients. Hepatobiliary Pancreat Dis Int. 2015; 14: 374-9.【Ⅳ】

19) 佐藤滋, 新岡丈典, 加賀谷英彰, 他. グラセプターのトラフ値はプログラフと同等か？ 移植1年まで. 日臨腎移植会誌. 2013; 1: 78-81.【Ⅳ】

20) Barraclough KA, Isbel NM, Johnson DW, et al. Once-versus twice-daily tacrolimus: are the formulations truly equivalent? Drugs. 2011; 71: 1561-77.【Ⅳ】

21) Alloway RR, Eckhoff DE, Washburn WK, et al. Conversion from twice daily tacrolimus capsules to once daily extended-release tacrolimus (LCP-Tacro) : phase 2 trial of stable liver transplant recipients. Liver Transpl. 2014; 20: 564-75.【Ⅳ】

22) Wu YJ, Lin YH, Yong CC, et al. Safe one-to-one dosage conversion from twice-daily to once-daily tacrolimus in long-term stable recipients after liver transplantation. Ann Transplant. 2016; 21: 30-4.【Ⅳ】

膵移植

23) Falconer SJ, Jansen C, Oniscu GC. Conversion from twice-daily to once-daily tacrolimus in simultaneous pancreas-kidney transplant patients. Transplant Proc. 2014; 46: 1458-62.【Ⅳ】

24) Kolonko A, Chudek J, Wiecek A. Improved kidney graft function after conversion from twice daily tacrolimus to a once daily prolonged-release formulation. Transplant Proc. 2011; 43: 2950-3.【Ⅳ】

CQ1-21 注射製剤を投与する場合，ポンプの選択に注意点はあるか。

Answer

シリンジポンプを使用するか，流量制御型ポンプを用いる。やむを得ず，滴下制御方式の輸液ポンプを用いなければならない場合はタクロリムス注射液は滴下数を1.2倍に補正して投与する。シクロスポリン注射液の場合は，1.8倍に補正する。　[推奨度 B]

[Explanation]

シリンジポンプまたは流量制御方式の輸液ポンプを使用することを原則とする。滴下制御方式の輸液ポンプを使用する場合は，タクロリムスでは添加物のポリオキシエチレン硬化ヒマシ油60，シクロスポリンはポリオキシエチレンヒマシ油の界面活性作用により，点滴筒内の1滴の大きさが小さくなってしまうため，ポンプの設定値に比べ，実際の液量が少なくなる。このためやむを得ず滴下制御方式の輸液ポンプを使用しなけれ

ばならない場合は，滴下数をタクロリムスは1.2倍，シクロスポリンは1.8倍に補正して投与する。

CQ 1-22 エベロリムス併用時のタクロリムス，シクロスポリンの目標血中濃度はどれくらいか。

Answer

心移植，腎移植の領域においては海外のエビデンスが集積されつつあるため，一定の参考値として表3にまとめる。一方，その他の臓器移植領域におけるエベロリムス併用時のタクロリムスおよびシクロスポリンの目標血中濃度域については，海外を含め通常診療における使用経験が不十分であることなどから明確なコンセンサスは得られていない，とする。

[推奨度 B コンセンサス]

[Explanation]

表3 エベロリムス併用時のカルシニューリン阻害薬の目標トラフ濃度（参考値）

	Month (M)	1	2	3	4	5	6	12
心臓	シクロスポリン (ng/mL)[1]	200〜350	150〜250	100〜200		75〜150		50〜100
	タクロリムス (ng/mL)[2,3]	5〜10						3〜5
腎臓	シクロスポリン (ng/mL)[4]	100〜200		75〜150		50〜100		25〜50
	タクロリムス (ng/mL)[5,6]	6〜8		4〜6				3〜5

[参考文献]

心移植

1) Eisen HJ, Kobashigawa J, Starling RC, et al. Everolimus versus mycophenolate mofetil in heart transplantation: a randomized, multicenter trial. Am J Transplant. 2013; 13: 1203-16.【Ⅱ】
2) Gullestad L, Iversen M, Mortensen SA, et al. Everolimus with reduced calcineurin inhibitor in thoracic transplant recipients with renal dysfunction: a multicenter, randomized trial. Transplantation. 2010; 89: 864-72.【Ⅱ】
3) Wang SS, Chou NK, Chi NH, et al. Clinical experience of tacrolimus with everolimus in heart transplantation. Transplant Proc. 2012; 44: 907-9.【Ⅳ】

腎移植

4) Takahashi K, Uchida K, Yoshimura N, et al. Efficacy and safety of concentration-controlled everolimus with reduced-dose cyclosporine in Japanese de novo renal transplant patients: 12-month results. Transplant Res. 2013; 2: 14.【Ⅱ】
5) Langer RM, Hené R, Vitko S, et al. Everolimus plus early tacrolimus minimization: a phase III,

randomized, open-label, multicentre trial in renal transplantation. Transpl Int. 2012; 25: 592-602.【Ⅱ】
6) Campistol JM, de Fijter JW, Nashan B, et al. Everolimus and long-term outcomes in renal transplantation. Transplantation. 2011; 92: S3-26.【Ⅳ】
7) Tedesco Silva H Jr, Cibrik D, Johnston T, et al. Everolimus plus reduced-exposure CsA versus mycophenolic acid plus standard-exposure CsA in renal-transplant recipients. Am J Transplant. 2010; 10: 1401-13.【Ⅱ】
8) Cibrik D, Tedesco Silva H Jr, Vathsala A, et al. Randomized trial of everolimus-facilitated calcineurin inhibitor minimization over 24 months in renal transplantation.Transplantation. 2013; 95: 933-42.【Ⅱ】
9) Hiramitsu T, Okada M, Futamura K, et al. 5year follow-up of a randomized clinical study comparing everolimus plus reduced-dose cyclosporine with mycophenolate mofetil plus standard-dose cyclosporine in de novo kidney transplantation: retrospective single center assessment. Int Immunopharmacol. 2016; 39: 192-8.【Ⅱ】

7 薬物相互作用

CQ 1-23 カルシニューリン阻害薬の血中濃度に影響を与える薬物相互作用について注意を要する薬物などは何か。

Answer

カルシニューリン阻害薬の血中濃度に影響を与える相互作用を示す薬物などについては，表4にまとめる。　　　　　　　　　　　　　　　　　　　　　　　　[推奨度 A]

[Explanation]

　タクロリムスはCYP3A4およびCYP3A5，シクロスポリンは主にCYP3A4で代謝されるため，それら代謝酵素を阻害する薬物との併用で血中濃度の上昇が認められ，また代謝酵素を誘導する薬剤との併用により，血中濃度の低下が認められる。したがって，タクロリムスまたはシクロスポリンのみに記載がある相互作用の場合においても，もう一方のカルシニューリン阻害薬でも注意が必要である場合が多い。

表 4　血中濃度に影響を与える薬物など

併用の可否	添付文書の記載	併用薬剤	臨床症状・措置方法	機序・危険因子
禁忌	シクロスポリン，タクロリムス	シクロスポリンとタクロリムスの相互併用（外用は除く）	相互の血中濃度が上昇。切り替える場合は 24 時間以上間隔を空ける	薬物代謝酵素 CYP3A4 の競合的拮抗
		ボセンタン	カルシニューリン阻害薬の血中濃度が変動，または低下	1. 薬物代謝酵素 CYP3A4 の競合的拮抗 2. ボセンタンによる CYP3A4 誘導作用
併用注意	シクロスポリン，タクロリムス	マクロライド系抗生物質，アゾール系抗真菌薬，カルシウム拮抗薬，HIV プロテアーゼ阻害薬，テラプレビル，オムビタスビル，パリタプレビル，リトナビル，卵胞・黄体ホルモン，その他の薬剤（ブロモクリプチン，ダナゾールなど），飲食物（グレープフルーツジュース）	カルシニューリン阻害薬の血中濃度が上昇	併用薬による薬物代謝酵素 CYP3A4 の阻害または競合的拮抗
	タクロリムスのみ	オメプラゾール，ランソプラゾール，トフィソパム，グラゾプレビル		
	シクロスポリンのみ	キヌプリスチン・ダルホプリスチン，クロラムフェニコール，ノルフロキサシン，アロプリノール，フルボキサミン，イマチニブ，ダサチニブ，高用量メチルプレドニゾロン，ドセタキセル，パクリタキセル，シメプレビル		
		メトクロプラミド		胃腸運動が亢進し，胃内容排出時間が短縮されるため，吸収が増加
		アセタゾラミド，カルベジロール，エゼチミブ，コルヒチン		機序不明
	シクロスポリン，タクロリムス	抗てんかん薬（カルバマゼピン，フェノバルビタール，フェニトイン），リファンピシン，セイヨウオトギリソウ（St. John's Wort；セント・ジョーンズ・ワート）含有食品	カルシニューリン阻害薬の血中濃度が低下	併用薬による薬物代謝酵素 CYP3A4 の誘導
	シクロスポリンのみ	チクロピジン，モダフィニル，デフェラシロクス，エトラビリン		
		オクトレオチド，プロブコール，ランレオチド，パシレオチド		併用薬による吸収阻害
		テルビナフィン		機序不明

（参考）ネオーラル® インタビューフォーム（2018 年 7 月改定，19 版），プログラフ® インタビューフォーム（2018 年 7 月改定，40 版），グラセプター® インタビューフォーム（2018 年 7 月改定，18 版）

CQ1-24 薬物相互作用で特に注意すべき併用薬は何か。

Answer アゾール系抗真菌薬

イトラコナゾール，ボリコナゾールを併用する際はタクロリムス，シクロスポリンの投与量の減量と血中濃度測定の頻度を上げることを推奨する。　　　　　　　　　　[推奨度 A]

posaconazole については，海外の報告からイトラコナゾールやボリコナゾールと同等の CYP3A4 や P 糖タンパク質に阻害効果を示すことから，血中濃度測定の頻度を増やすことが推奨される。　　　　　　　　　　　　　　　　　　　　　　　　　　　　　　[推奨度 B]

Answer HCV 治療薬（プロテアーゼ阻害薬，DAA）

テラプレビルを併用する場合，タクロリムス，シクロスポリンの血中濃度が大幅に上昇するため，テラプレビルの導入時は入院のうえでタクロリムス，シクロスポリンの大幅な用量減量と慎重な TDM が推奨される。　　　　　　　　　　　　　　　　[推奨度 A]

海外の添付文書にはシクロスポリンに併用する場合は，シクロスポリンの用量を 1/5 にすること，タクロリムスの場合は 0.5 mg/7 day への減量が推奨されている。

現在処方可能な DAA のすべてが P 糖タンパク質の基質となる成分を含んでいることから，肝移植後の術後経過，抗 HCV 治療の経過に伴う肝機能の変化，治療終了に伴う相互作用の解除という影響が及ぶことを想定し，DAA の投与開始から終了にかけてカルシニューリン阻害薬の TDM とそれに基づく慎重な用量調節が望ましい。　　　　　　[推奨度 B]

Answer 制酸剤

プロトンポンプ阻害薬（PPI）であるオメプラゾール，ランソプラゾールを併用する場合，タクロリムスの血中濃度測定頻度を上げることを考慮する。一方，ラベプラゾールを用いる場合の TDM 頻度の変更は考慮しなくてもよい。シクロスポリンと併用する場合，相互作用を特に気にする必要はない。　　　　　　　　　　　　　　　　　　　　　　[推奨度 B]

最近登場した PPI であるエソメプラゾールやカリウムイオン競合型制酸剤（P-CAB）に分類されるボノプラザンについては，報告がほとんどないため，使用の際には TDM の頻度を上げてカルシニューリン阻害薬の血中濃度の変化に注意する。　　　　　　　[推奨度 B]

[Explanation]

アゾール系抗真菌薬

いずれも CYP3A を介した薬物代謝の強い阻害作用がメカニズムとされる。また，イトラコナゾールの吸収はカプセル剤の場合，溶解性や胃酸分泌に影響を受けるためばらつきが大きいが，内用液の場合では安定した動態特性が得られる。ボリコナゾールは CYP2C19 でも代謝を受けることから，日本人の 20％にみられる機能欠損など遺伝子多型も相互作用に影響を及ぼすため，免疫抑制薬の動態特性に与える影響も一律ではなく，併用時はカルシニューリン阻害薬だけでなく抗真菌薬の血中濃度についてもモニタリングを行うことが望ましい。さらに，経口投与では消化管における P 糖タンパク質

阻害作用による相互作用も起こるため，双方の投与経路（経口投与，静脈注射）によってもカルシニューリン阻害薬の血中濃度に与える影響が異なる。特に肺移植領域では，術後管理において抗真菌薬を予防投与する場合が多いため，カルシニューリン阻害薬の用量および血中濃度は薬物相互作用のうえで管理されていることに注意を要する。すなわち，患者の退院指導にあたってはカルシニューリン阻害薬に加えて抗真菌薬の服薬管理についても同等になされる必要がある。

HCV治療薬（DAA，プロテアーゼ阻害薬）

　HCV感染による肝硬変または一部の肝細胞癌を原疾患とする肝移植の場合，術後にHCVの再感染に引き続く肝炎再燃へと辿るため，術後に抗ウイルス療法が施行されることが多い。最近では，肝移植後のHCV RNAが再燃する患者に対しDAAによる抗ウイルス治療が標準とされているため，薬物相互作用によるカルシニューリン阻害薬の極端な血中濃度上昇は稀になりつつある。DAA併用によるカルシニューリン阻害薬体内動態への影響は，主にP糖タンパク質およびCYP3A4/5に対する親和性をメカニズムとする。一方，シクロスポリンを投与されている移植患者に一部のDAAを投与すると，DAAの肝取り込みを媒介するSLCO1B1（別名OATP1B1）の活性をシクロスポリンが阻害するため，DAAへの曝露量が増大し副作用発現の危険性に注意を要する。そこで，表5にDAAの成分それぞれについてP糖タンパク質，SLCO1B1，CYP3A4/5の基質となるかどうか，阻害薬としても影響を及ぼすかどうかについてまとめる。

　例えば，肝移植後タクロリムスを投与されている患者にP糖タンパク質の基質であることが知られるレジパスビル（ハーボニー®配合錠に含まれる）を使用する場合，投与開始直後はタクロリムスの血中濃度はいったん上昇（小腸P糖タンパク質を介する薬物相互作用）するが，肝炎治療の経過に伴って低下（治療効果に伴う薬物代謝能の回復）する。その後，DAA投与の終了とともにタクロリムスの血中濃度はさらに低下（薬物相互作用の解除）することが予想されるため，適宜タクロリムスのTDMは慎重に実施することが望ましい。現在使用されるDAAのうち，カルシニューリン阻害薬との併用において特に注意喚起されているものはパリタプレビル，オムビタスビル，リトナビルの配合剤であるヴィキラックス®とされる。配合されるリトナビルはCYP3A4の活性を強く阻害するため，併用されるカルシニューリン阻害薬のモニタリング頻度を上げるのはもちろん，大幅な減量も考慮する必要がある。反対に，シクロスポリンの併用は，アスナプレビルのSLCO1B1を介した肝取り込み低下を招くことから禁忌とされている。

　一部難治性の患者に対し稀にプロテアーゼ阻害薬とインターフェロンの併用療法が選択される可能性がある。テラプレビルの併用でタクロリムスのC_{max}が9.3倍，AUCが約70倍に上昇すること，シクロスポリンのC_{max}が1.3〜1.4倍，AUCが4.1〜4.6倍に上昇することが知られる。なお，わが国では2018年3月にテラプレビルが販売中止となった。

制酸剤

　プロトンポンプ阻害薬はCYP3A4/5およびCYP2C19で代謝されるため，CYP2C19欠損患者の場合，CYP3A4/5を介する代謝反応の競合阻害により，オメプラゾール併用時，タクロリムスの血中濃度/投与量比が6.9倍上昇しタクロリムス血中濃度が上昇する。CYP3A5機能欠損の場合，ランソプラゾールとの併用でタクロリムスの血中濃度が上昇することがあるため，タクロリムスの減量，測定頻度を上げることを考慮する。さらに，CYP2C19，CYP3A5のいずれも機能欠損である場合，オメプラゾールとの併用でタクロリムスの血中濃度は8～10倍上昇する場合がある。ラベプラゾールは非酵素的代謝経路の寄与が大きいため，臨床使用の範囲において薬物相互作用の影響は少ない。最近登場したエソメプラゾールはオメプラゾールの光学異性体（S体）であり，CYP2C19による代謝の割合が低いこと，主たる代謝経路はCYP3A4であることが知られる。また，カリウムイオン競合型制酸剤として登場したボノプラザンもその主代謝経路はCYP3A4とされる。しかしながら，移植患者における使用ならびにカルシニューリン阻害薬の血中濃度推移に対する影響については不明点が多い。

表5　P糖タンパク質，SLCO1B1，CYP3A4/5の基質または阻害薬となるDAA

DAA（上段：商品名，下段：成分名）	P糖タンパク質		SLCO1B1		CYP3A4/5	
	基質	阻害薬	基質	阻害薬	基質	阻害薬
ダクルインザ® ・ダクラタスビル	○	×	×	○	○	×
スンベプラ® ・アスナプレビル	○	×	○	×	○	×
ハーボニー® ・レジパスビル ・ソホスブビル	○ ○	× ×	× ×	× ×	× ×	× ×
ヴィキラックス® ・パリタプレビル ・オムビタスビル ・リトナビル	○ ○ ○	○ × ○	○ × ×	○ × ×	○ × ×	× × ○
エレルサ® ・エルバスビル	○	×	×	×	○	×
グラジナ® ・グラゾプレビル	○	×	○	×	○	×
ジメンシー® ・ダクラタスビル ・アスナプレビル ・ベクラブビル	○ ○ ○	× × ○	× ○ ○	○ × ○	○ ○ ○	× × 誘導
マヴィレット® ・グレカプレビル ・ピブレンタスビル	○ ○	○ ○	○ ×	○ ○	× ×	× ×

※各薬物のインタビューフォーム記載内容に基づきまとめている。

[参考文献]

アゾール系抗真菌薬

1) Hisaka A, Ohno Y, Yamamoto T, et al. Prediction of pharmacokinetic drug-drug interaction caused by changes in cytochrome P450 activity using in vivo information. Pharmacol Ther. 2010; 125: 230-48.【Ⅰ】
2) Mihara A, Mori T, Aisa Y, et al. Greater impact of oral fluconazole on drug interaction with intravenous calcineurin inhibitors as compared with intravenous fluconazole. Eur J Clin Pharmacol. 2008; 64: 89-91.【Ⅲ】
3) Narumi S, Hakamada K, Toyoki Y, et al. Influence of antifungal agents on trough level of tacrolimus. Am J Transpl. 2005; 5: 474.【Ⅳ】
4) 前田雄太, 国府孝敏, 阪本靖介, 他. 生体肝移植患者における, ボリコナゾールおよびワルファリン併用による血中タクロリムス濃度の上昇. TDM研究. 2009; 26: 132-6.【Ⅳ】
5) Lecefel C, Eloy P, Chauvin B, et al. Worsening pneumonitis due to a pharmacokinetic drug-drug interaction between everolimus and voriconazole in a renal transplant patient. J Clin Pharm Ther. 2015; 40: 119-20.【Ⅳ】
6) Husain S, Zaldonis D, Kusne S, et al. Variation in antifungal prophylaxis strategies in lung transplantation. Transpl Infect Dis. 2006; 8: 213-8.【Ⅴ】
7) Kato K, Nagao M, Nakano S, et al. Itraconazole prophylaxis for invasive Aspergillus infection in lung transplantation. Transpl Infect Dis. 2014; 16: 340-3.【Ⅳ】
8) Krishna G, Moton A, Ma L, et al. Effects of oral posaconazole on the pharmacokinetic properties of oral and intravenous midazolam: a phase I, randomized, open-label, crossover study in healthy volunteers. Clin Ther. 2009; 31: 286-98.【Ⅱ】
9) Saad AH, DePestel DD, Carver PL. Factors influencing the magnitude and clinical significance of drug interactions between azole antifungals and select immunosuppressants. Pharmacotherapy. 2006; 26: 1730-44.【Ⅰ】
10) Kramer MR, Amital A, Fuks L, et al. Voriconazole and itraconazole in lung transplant recipients receiving tacrolimus (FK 506): efficacy and drug interaction. Clin Transplant. 2011; 25: E163-7.【Ⅳ】
11) Mori T, Kato J, Yamane A, et al. Drug interaction between voriconazole and tacrolimus and its association with the bioavailability of oral voriconazole in recipients of allogeneic hematopoietic stem cell transplantation. Int J Hematol. 2012; 95: 564-9.【Ⅳ】
12) Kikuchi T, Mori T, Yamane A, et al. Variable magnitude of drug interaction between oral voriconazole and cyclosporine A in recipients of allogeneic hematopoietic stem cell transplantation. Clin Transplant. 2012; 26: E544-8.【Ⅳ】
13) Nara M, Takahashi N, Miura M, et al. Effect of itraconazole on the concentrations of tacrolimus and cyclosporine in the blood of patients receiving allogeneic hematopoietic stem cell transplants. Eur J Clin Pharmacol. 2013; 69: 1321-9.【Ⅳ】
14) Berge M, Chevalier P, Benammar M, et al. Safe management of tacrolimus together with posaconazole in lung transplant patients with cystic fibrosis. Ther Drug Monit. 2009; 31: 396-9.【Ⅳ】
15) Monaganti S, Santos CA, Markwardt A, et al. Pulmonary phaeohyphomycosis caused by phaeoacremonium in a kidney transplant recipient: successful treatment with posaconazole. Case Rep Med. 2014; 2014: 902818.【Ⅳ】
16) Sánchez-Ortega I, Vázquez L, Montes C, et al. Effect of posaconazole on cyclosporine blood levels and dose adjustment in allogeneic blood and marrow transplant recipients. Antimicrob Agents Chemother. 2012; 56: 6422-4.【Ⅳ】
17) "TECHNIVIE™ (ombitasvir, paritaprevir and ritonavir) Tablets, for Oral Use. Full Prescribing Information". AbbVie Inc. http://www.rxabbvie.com/pdf/technivie_pi.pdf【Ⅵ】

プロテアーゼ阻害薬

18) Garg V, van Heeswijk R, Lee JE, et al. Effect of telaprevir on the pharmacokinetics of cyclosporine and tacrolimus. Hepatology. 2011; 54: 20-7.【Ⅱ】
19) Kikuchi M, Okuda Y, Ueda Y, et al. Successful telaprevir treatment in combination of cyclosporine against recurrence of hepatitis C in the Japanese liver transplant patients. Biol Pharm Bull. 2014; 37: 417-23.【Ⅳ】
20) Badri P, Dutta S, Coakley E, et al. Pharmacokinetics and dose recommendations for cyclosporine and tacrolimus when coadministtered with ABT-450, ombitasvir, and dasabuvir. Am J Transplant. 2015; 15: 1313-22.【Ⅳ】
21) 上田佳秀．C型肝炎治療最前線．移植．2016; 51: 371-82.
22) 日本肝臓学会編．C型肝炎治療ガイドライン（第6版），2017

制酸剤

23) Homma M, Itagaki F, Yuzawa K, et al. Effects of lansoprazole and rabeprazole on tacrolimus blood concentration: case of a renal transplant recipient with CYP2C19 gene mutation. Transplantation. 2002; 73: 303-4.【Ⅲ】
24) Hosohata K, Masuda S, Katsura T, et al. Impact of intestinal CYP2C19 genotypes on the interaction between tacrolimus and omeprazole, but not lansoprazole, in adult living-donor liver transplant patients. Drug Metab Dispos. 2009; 37: 821-6.【Ⅲ】
25) Hosohata K, Masuda S, Yonezawa A, et al. Absence of influence of concomitant administration of rabeprazole on the pharmacokinetics of tacrolimus in adult living-donor liver transplant patients: a case-control study. Drug Metab Pharmacokinet. 2009; 24: 458-63.【Ⅲ】
26) Isoda K, Takeuchi T, Kotani T, et al. The proton pump inhibitor lansoprazole, but not rabeprazole, the increased blood concentrations of calcineurin inhibitors in Japanese patients with connective tissue diseases. Intern Med. 2014; 53: 1413-8.【Ⅴ】

8 測定法

CQ1-25 どのような測定機器（方法）があるか。

Answer

タクロリムス：CLIA法，ACMIA法，EMIT法，LC-MS/MS法，ECLIA法，LTIA法が国内で使用されている。　　　　　　　　　　　　　　　　［推奨度は特に設定しない］

シクロスポリン：CLIA法，ACMIA法，EMIT法，CEDIA法（生化学汎用自動分析装置），LC-MS/MS法，ECLIA法が国内で使用されている。　　　［推奨度は特に設定しない］

[Explanation]

　測定法の選択は，各施設に委ねられるがおおむね次の要件が考慮されることとなる。

・測定精度と検出限界　　　　　　　・測定結果報告に要する時間
・免疫法の場合，抗薬物抗体の特異性　・測定者間の誤差
・設備費とランニングコスト　　　　・測定施設間の誤差
・操作手順

　タクロリムス（表6，表7）とシクロスポリン（表8，表9）それぞれの一次代謝物の構造式，薬理活性ならびに各測定法の特徴をまとめる。

タクロリムス

　タクロリムスの血中濃度測定において主要な測定法であったMEIA法を用いた測定システム（IMx®，アボット社）および当該システムで使用する測定試薬が2009年末で販売終了となった。その後継として，低濃度領域の測定精度が高いとされるCLIA法を用いたARCHITECT®が開発された。従来，タクロリムスは血液中において90％以上が赤血球に移行することから，IMx®による測定は除蛋白の前処理が必要であった。また，前処理を含めると，IMx®を用いたタクロリムスの血中濃度測定作業は約1時間を要し，検体測定の至急対応が困難であった。EMIT法を用いたViva-Eは，前処理作業を要するものの測定器による作業時間が短いことを特徴としていたが，前処理不要の全自動型血中タクロリムス濃度測定法であるACMIA法を用いたDimensionが2007年に開発された（シーメンス社）。2013年には，測定感度の高さに加えて測定レンジの広いECLIA法がロシュ社より発表された。なお，試薬の原因不明の凝集などにより一時期供給停止とされていたDimension試薬は，2015年に改良型の試薬が新たに発売され，特に低濃度における測定精度の向上も図られている。2015年には，汎用生化学自動分析装置を用いて測定することができるLTIA法を用いたナノピア®測定キットが発売されている（積水メディカル）。

シクロスポリン

　シクロスポリンの血中濃度測定においてFPIA法を用いた測定システム（TDx™）が主要な測定法であったが，2009年末の測定機器や試薬の販売中止もあり，他の測定法に大きく移行している。近年増加しているのは，低濃度領域の測定精度が高いとされるCLIA法を用いたARCHITECT®である。従来，シクロスポリンは血液中において50％程度が赤血球に移行することから，TDx™やEMIT法を用いたViva-Eによる測定には除蛋白の前処理が必要であった。一方，ACMIA法を用いたDimensionは前処理不要の全自動型血中シクロスポリン濃度測定法であり，現在はDimensionが主要な測定システムとなっている。2013年には，測定感度の高さに加えて測定レンジの広いECLIA法がロシュ社より発表された。

表6 タクロリムスおよびその一次代謝物の構造式と薬理活性

タクロリムス/一次代謝物名	タクロリムス	M-I
構造式	(構造式)	(構造式)
交差反応性（%）*	100	0
薬理活性* (IC_{50}, ng/mL)	0.11	1.71
一次代謝物名	M-II	M-III
構造式	(構造式)	(構造式)
交差反応性（%）*	109	90.5
薬理活性* (IC_{50}, ng/mL)	0.11	>1,000

* Iwasaki K. Metabolism of tacrolimus (FK506) and recent topics in clinical pharmacokinetics. Drug Metab Pharmacokinet. 2007; 22: 328-35 を参考に作表

表7 LC-MS/MS, CLIA, ACMIA, EMIT, ELISA, ECLIA, LTIAの特徴（タクロリムス）

測定法		LC-MS/MS	CLIA	ACMIA [旧]	ACMIA [新]	EMIT	ELISA	ECLIA	LTIA
システム		MassTrak™など	ARCHITECT®	Dimension	Dimension	Viva-E	Pro-Trac II	エクルーシス®/cobas®	ナノピア®/生化学汎用自動分析装置
メーカー		ウォーターズなど	アボットジャパン	シーメンス・ヘルスケア・ダイアグノスティクス	シーメンス・ヘルスケア・ダイアグノスティクス	シーメンス・ヘルスケア・ダイアグノスティクス	Incstar	ロシュ・ダイアグノスティックス	積水メディカル
前処理		手動	手動	自動	自動	手動	手動	手動	手動
実効感度 (ng/mL)		0.5	0.8	1.2	1	2.4	1.0	0.5	1.5
CV (%)		15	20	15	6.9〜8.8	20	15	2.1〜14.2	≦15
測定時間（前処理）		20分	7分	なし	なし	7分	10分	7分	13〜17分
測定時間（最初の1検体）		15分	30分	15分	15分	15分	3時間	18分	不明
測定時間（60検体）		15時間	40分 (i2000) 80分 (i1000)	80分	120分	120分	3時間	40分 (e601) 65分 (e411)	不明
主要代謝物との交差反応性 (%)	M-I	なし	8	15	1	10	0	0	10.5
	M-II	なし	94	3	18	2	84	70	1.3
	M-III	なし	45	1	15	21	36	0	8.3

表8 シクロスポリンおよびその一次代謝物の構造式と薬理活性

シクロスポリン/一次代謝物名	シクロスポリン	M1
構造式[*1]	(構造式)	(構造式)
薬理活性(%)[*2]	100	16

一次代謝物名	M9	M4N
構造式[*1]	(構造式)	(構造式)
薬理活性(%)[*2]	14	3.5

[*1] Christians U, Sewing KF. Alternative cyclosporine metabolic pathways and toxicity. Clin Biochem. 1995; 28: 547-59. を一部改変

[*2] Copeland KR, Yatscoff RW, McKenna RM. Immunosuppressive activity of cyclosporine metabolites compared and characterized by mass spectroscopy and nuclear magnetic resonance. Clin Chem. 1990; 36: 225-9.

表9 LC-MS/MS、CLIA、ACMIA、EMIT、CEDIA、ECLIAの特徴（シクロスポリン）

測定法		LC-MS/MS	CLIA	ACMIA	EMIT	CEDIA	ECLIA
システム		MassTrak™ など	ARCHITECT®	Dimension	Viva-E	生化学汎用自動分析装置	エクルーシス®/cobas®
メーカー		ウォーターズなど	アボットジャパン	シーメンス・ヘルスケア・ダイアグノスティクス	シーメンス・ヘルスケア・ダイアグノスティクス	積水メディカル/マイクロジェニックス	ロシュ・ダイアグノスティックス
前処理		手動	手動	自動	手動	手動	手動
実効感度（ng/mL）		10	30	30	40	25	30
CV（%）		10	≦15	≦10	20	≦10	3.1〜9.2
測定時間（前処理）		20分	7分	なし	7分	1分	7分
測定時間（最初の1検体）		15分	30分	15分	15分	15分	18分
測定時間（60検体）		15時間	40分（i2000）80分（i1000）	80分	120分	120分	40分（e601）65分（e411）
主要代謝物との交差反応性（%）	AM1	なし	−0.7〜1.7	1.8	<0.3	3.6	2
	AM9	なし	−3.8〜1.9	2.1	7.3	18	6
	AM4N	なし	−2.3〜3.1	6.0	<0.3	16	2

CQ 1-26 測定法ごとに精度の違いがあるか。

Answer

タクロリムス：国内サーベイランス（プログラフ血中濃度測定精度管理研究会）の結果では，おおよそ ELISA 法，CLIA 法はほぼ同程度の数値が得られるが，ACMIA 法については中～高濃度域において 10～20％低値となる（表 10）。一方，低濃度域では，ACMIA 法は比較的高値を示す傾向にある。ECLIA 法の測定結果は CLIA 法，LC-MS/MS 法とほぼ同程度の数値が得られるとの国内データがある〔y（ECLIA 法）＝1.013x（CLIA 法）－0.055（r＝0.996）〕，〔y（ECLIA 法）＝0.945x（LC-MS/MS 法）＋0.63（r＝0.983）〕。また海外の検討でも ECLIA 法の測定結果は CLIA 法，LC-MS/MS 法とほぼ同程度の数値が得られることが報告されている〔y（ECLIA 法）＝0.96x（CLIA 法）－0.27（r＝0.96）〕，〔y（ECLIA 法）＝0.94x（LC-MS/MS 法）－0.35（r＝0.96）〕。　　　　　　　　　　　　　　　　　　　　　　　　　　［推奨度は特に設定しない］

シクロスポリン：国内サーベイランス（Ciclosporin Pharmaco-Clinical Forum；CPCF）の結果では，ACMIA 法は濃度域に限らず比較的低値を示す傾向にある。CV 値は，CLIA 法では安定した値を示す。一方，ACMIA 法，EMIT 法，CEDIA 法では，低濃度域で比較的高値となる（表 11）。ECLIA 法の測定結果は ACMIA 法，LC-MS/MS 法とほぼ同程度の数値が得られるとの国内データがある〔y（ECLIA 法）＝1.099x（ACMIA 法）－18.999（r＝0.989）〕，〔y（ECLIA 法）＝0.890x（LC-MS/MS 法）＋27.099（r＝0.977）〕。また海外の検討では，ECLIA 法の測定結果は ACMIA 法，CLIA 法，LC-MS/MS 法とよく相関することが報告されている〔y（ECLIA 法）＝0.96x（ACMIA 法）－4.2（r＝0.98）〕，〔y（ECLIA 法）＝0.87x（CLIA 法）＋1.4（r＝0.98）〕，〔y（ECLIA 法）＝1.04x（LC-MS/MS 法）＋2.8（r＝0.98）〕。　　　　　　　　　　　　　　　　　　　　　　　　　　［推奨度は特に設定しない］

[Explanation]

施設間の誤差

変動係数（CV 値，％で表示する場合が多い）は，異なる標準偏差を比較する場合，計測単位が異なると直接比較できないため標準偏差（SD）を平均値（M）で除して単位をなくして標準化したものである。例えば，M±2SD（正規分布の場合 95％信頼区間内）の母集団を考え，M で除すると母集団は 1±2CV と表される。CV 値が 15％の測定法であれば，95％信頼区間は M の 0.7～1.3 に分散しており，同一検体のデータが約 2 倍の幅となることが想定される。CV 値が 10％であれば，M の 0.8～1.2 という範囲にデータが集約することが想定されるため，施設間誤差を判断する場合には測定法それぞれにおける CV 値（％）に注目すればよい。

タクロリムスにおける誤差

表 7 に示すように，入手可能な免疫測定法で用いられる抗タクロリムス抗体には一次代謝物との交差反応性に違いが認められる。すなわち，患者それぞれの薬物代謝能に依存すると考えられるタクロリムスの代謝反応性と測定法の組み合わせによって，得られる結果に大きな誤差が生じることが想定される。国内の免疫抑制剤血中濃度測定精度

管理研究会（iMPT，2013年4月～2016年3月）およびプログラフ血中濃度測定精度管理研究会（1996年設立，2013年3月発展的解消）の報告によると，低濃度域ではELISA法とCLIA法は同程度の結果であったのに対し，ACMIA法やEMIT法は高値を示している。一方，中～高濃度域においてはELISA法，CLIA法やEMIT法に比してACMIA法は10～20％低値であることが示されている。これらの結果は，英国を中心としたグローバルの検討でも同様の結果が示されている（表10）。ECLIA法の添付文書（エクルーシス®試薬タクロリムス）には，イトラコナゾール（50 μg/mL）共存下で測定値の上昇傾向があると記載されているが，真菌感染症の治療濃度域（1～2 μg/mL）と比較するとはるかに高濃度である。そこで，抗真菌薬（イトラコナゾール，フルコナゾール，ボリコナゾール）を共存させた影響を検討した結果，1，10，20 μg/mLのイトラコナゾール共存下ではタクロリムスの測定値に影響はないことが判明し，さらに，フルコナゾール（1，2，10，30 μg/mL），ボリコナゾール（1，5，10，20 μg/mL）の共存はタクロリムスの測定値に影響を及ぼさないことが判明した。

表10 タクロリムスの各測定法におけるデータの比較：国内と国際

測定方法	プログラフ血中濃度測定精度管理研究会（3.6 ng/mL：第35回Trial）			Analytical Service International*（3.0 ng/mL：2011.6.7 配布）		
	施設数	データ	CV (%)	施設数	データ	CV (%)
CLIA (ARCHITECT®)	40	4.2±0.3	7.1	147	3.0±0.2	8.2
EMIT (Viva-E など)	16	5.0±1.2	22.5	35	4.2±1.0	23.6
ACMIA (Dimension)	46	4.0±0.6	14.8	76	3.6±0.8	21.8
HPLC-MS	—	—	—	128	3.1±0.3	10.1

*Analytical Services International Ltd (https://www.bioanalytics.co.uk/) より

表11 シクロスポリンの各測定法におけるデータの比較：国内と国際

測定方法	International Ciclosporin Proficiency Testing spike検体（2004年4月～2011年4月）					
	国内			海外		
	施設数	Accuracy (%)	CV (%)	施設数	Accuracy (%)	CV (%)
CLIA (ARCHITECT®)	6～29	+8.0	13.1	16～124	+6.1	11.5
EMIT (Viva-E など)	1～13	−3.5	10.5	45～97	−3.4	11.4
ACMIA (Dimension)	12～55	−9.1	11.7	66～153	−8.9	11.1
CEDIA	1～6	−2.2	13.2	51～79	−1.8	11.2
FPIA (AxSYM®)	5～20	−2.4	9.2	59～118	−4.0	10.0

打田和治．2011年シクロスポリン血中濃度測定精度管理結果報告（ASI Ltd. & CPCF Joint Program）International quality control survey 結果より．今日の移植．2011; 24: 568-72 より改変

シクロスポリンにおける誤差

表9に示すように，入手可能な免疫測定法で用いられる抗シクロスポリン抗体には一次代謝物との交差反応性に違いが認められる。シクロスポリンの代謝反応性は，患者それぞれの薬物代謝能に依存すると考えられるため，測定法との組み合わせによって得られる結果に誤差が生じることが想定される。しかし，シクロスポリンの一次代謝物は薬理活性が低いこともあり，代謝反応性の影響は大きくないと考えられる。一方，シクロスポリンでは測定濃度域によって交差反応性の度合いが異なるため，代謝反応性よりも測定濃度域に着目しなければならない。よって，測定法およびその濃度域の組み合わせによる結果の誤差を考慮することが必要である。2011年のCiclosporin Pharmaco-Clinical Forum (CPCF) によると，EMIT法，ACMIA法，CEDIA法では，低濃度域のCV値は中〜高濃度域と比較して高値を示している。一方，CLIA法では濃度域に限らず安定したCV値を示している。これらの結果は，英国を中心としたグローバルの検討でも同様の結果が示されている（表11）。ECLIA法の添付文書（エクルーシス®試薬シクロスポリン）には，イトラコナゾール（50 μg/mL）共存下で測定値の上昇傾向があると記載されているが，真菌感染症の治療濃度域（1〜2 μg/mL）と比較するとはるかに高濃度である。そこで，いくつかの抗真菌薬共存の影響を検討した結果，1，10 μg/mLのイトラコナゾール共存下ではシクロスポリンの測定値に影響はないことが判明し，さらに，治療濃度付近である30〜50 μg/mLのフルコナゾールが，シクロスポリンの測定値を有意に上昇（3〜5%）させることが明らかとされた。

CQ1-27 移植施設のサマリーに退院時の投与量と血中濃度が記載されていたが，自施設でフォローする際に必要な注意点は何か。

Answer

移植施設で用いられた測定法を確かめて，自施設のシステムと同じか異なるかを確認する。以後，測定値と測定法は併せて評価する。　　　　　　　　　　　　［推奨度A］

[Explanation]

臓器移植治療のように，医療機関において実施経験に特徴がみられる場合，患者は経験豊富な医療機関で移植術を受けた後に地元施設においてフォローされることが多い。その場合，移植術を受けた施設で採用されている測定法と地元施設において用いられている測定法や，依頼先の検査機関で用いられている測定法それぞれを理解していなければ，無用の混乱をきたすことが想定される。したがって，血中濃度測定施設それぞれにおいて用いている測定法（システム）を明記し，その差異を理解したうえで以後のフォロー（用量や目標値の設定）について検討することが推奨される。

[参考文献]

1) 北原隆志, 中川博雄, 清水千恵子, 他. タクロリムス血中濃度測定機器の比較検討. 医療薬学. 2009; 35: 453-7.【Ⅳ】
2) Bazin C, Guinedor A, Barau C, et al. Evaluation of the Architect tacrolimus assay in kidney, liver, and heart transplant recipients. J Pharm Biomed Anal. 2010; 53: 997-1002.【Ⅳ】
3) 石塚敏, 吉野敏栄, 吉澤美由紀, 他. Dimension XpandHM analyzer を用いた taclolimus 血中濃度測定. 医学と薬学. 2008; 59: 241-7.【Ⅳ】
4) Shimomura M, Masuda S, Goto M, et al. Required transient dose escalation of tacrolimus in living-donor liver transplant recipients with high concentrations of a minor metabolite M-Ⅱ in bile. Drug Metab Pharmacokinet. 2008; 23: 313-7.【Ⅳ】
5) Iwasaki K. Metabolism of tacrolimus (FK506) and recent topics in clinical pharmacokinetics. Drug Metab Pharmacokinet 2007; 22: 328-35.【Ⅳ】
6) Levine DM, Maine GT, Armbruster DA, et al. The need for standardization of tacrolimus assays. Clin Chem. 2011; 57: 1739-47.【Ⅳ】
7) Brooks CA, Cramer SM, Rosano TG. Preparative chromatographic purification of cyclosporine metabolites. Clin Chem. 1993; 39: 457-66.【Ⅳ】
8) 打田和治. 2011 年シクロスポリン血中濃度測定精度管理結果報告（ASI Ltd. & CPCF Joint Program）International quality control survey 結果より. 今日の移植. 2011; 24: 568-72.【Ⅴ】
9) 端幸代, 増田智先, 山本崇, 他. タクロリムス血中濃度測定法の差異に関する臨床的評価：MEIA, CLIA, ACMIA, EMIT 間の比較検討. 移植. 2012; 47: 75-81.【Ⅴ】
10) Shipkova M, Vogeser M, Ramos PA, et al. Multi-center analytical evaluation of a novel automated tacrolimus immunoassay. Clin Biochem. 2014; 47: 1069-77.【Ⅳ】
11) Vogeser M, Shipkova M, Rigo-Bonnin R, et al. Multicenter analytical evaluation of the automated electrochemiluminescence immunoassay for cyclosporine. Ther Drug Monit. 2014; 36: 640-50.【Ⅳ】
12) 矢野貴久, 川尻雄大, 末次王卓, 他. 電気化学免疫測定法（ECLIA 法）を用いた tacrolimus および cyclosporin A 血中濃度測定に関する臨床的評価. 移植. 2016; 51: 58-65.【Ⅳ】
13) Miura M, Masuda S, Egawa H, et al. Inter-laboratory variability of current immunoassay methods for tacrolimus among Japanese hospitals. Biol Pharm Bull. 2016; 39: 1331-7.【Ⅱ】

9 遺伝子多型

CQ1-28 遺伝子多型の診断は必要か。

Answer

タクロリムス：遺伝子多型の診断（特に CYP3A5）は個別化医療を行ううえで有用な情報となる。　　　　　　　　　　　　　　　　　　　　　　　　　　　　　　　[推奨度 B]

シクロスポリン：必ずしも必要ではない。　　　　　　　　　　　　　　　　　　　[推奨度 D]

[Explanation]

タクロリムス

　　CYP3A5 の遺伝子多型はタクロリムスの体内動態に影響を与える。生体肝移植にお

いて腸（レシピエント），肝（ドナー）のCYP3A5遺伝子多型を測定し，クリアランスの指標となる血中濃度/投与量比を比較したところ，共にExpressor（CYP3A5 *1/*1，*1/*3）の患者において最も低値となることが明らかにされた。また，腎移植におけるNonexpressor（CYP3A5 *3/*3）のAUC$_{0-\infty}$は投与量が同等であるにもかかわらずExpressorと比較してLC-MS/MS法，IMx®でそれぞれ2.6倍，2.1倍高値であることが報告された。さらに，この結果に基づいた多施設共同ランダム化比較試験ではExpressorに対して0.3 mg/kg，Nonexpressorに対して0.15 mg/kgで開始したところ，迅速に目標トラフ濃度を得ることが可能であったことを報告している。

CYP3A5遺伝子多型のタクロリムスの腎毒性に対する影響については，意見が分かれている。肝移植において腎臓におけるCYP3A5がタクロリムスの腎毒性の発症を防御する役割を担っているとする報告や，Expressorで腎障害を発症するといった腎移植における報告がある。心移植では，そのような関連は確認できないと報告されている。また，生体肝移植患者においてExpressorでは過度の免疫抑制に伴い感染症を合併する可能性を示唆する報告もある。

ABCB1遺伝子多型は上皮間葉移行や間質性線維症など腎臓だけでなく，胃腸や神経障害といった副作用にも関連するといった報告がなされ，タクロリムスの体内動態に影響するか否かについては一定の見解が得られていない。一方，平均トラフ濃度が末梢血細胞におけるMDR1 mRNA発現量と有意に相関し，腸管のMDR1 mRNA発現量が急性拒絶反応や術後1年間の生存率と関連するといった報告がある。さらに，タクロリムスと併用されるプロトンポンプ阻害薬のオメプラゾール，ランソプラゾール間におけるCYP2C19遺伝子多型の影響が報告され，薬物相互作用においても遺伝子多型の影響を考慮しなければならない。一方，ラベプラゾールの併用はCYP2C19の遺伝的背景に影響されない。

シクロスポリン

シクロスポリンの体内動態においてCYP3A4やCYP3A5の遺伝子多型の影響ははっきりとわかっていないが，その多くは影響がないとしている。また，ABCB1 C3435Tの遺伝子多型ではTTホモ接合体の患者はP糖タンパク質の発現量が少なく基質の吸収が亢進するため，CCの患者よりもAUCが高くなり，シクロスポリンに関連した副作用〔糸球体濾過量（GFR）の低下やgraftの回復期間の延長〕に対するリスクが高くなることが報告されている。

[参考文献]

1) Masuda S, Goto M, Fukatsu S, et al. Intestinal MDR1/ABCB1 level at surgery as a risk factor of acute cellular rejection in living-donor liver transplant patients. Clin Pharmacol Ther. 2006; 79: 90-102.【Ⅳ】
2) Goto M, Masuda S, Kiuchi T, et al. Relation between mRNA expression level of multidrug resistance 1/ABCB1 in blood cells and required level of tacrolimus in pediatric living-donor liver

transplantation. J Pharmacol Exp Ther. 2008; 325: 610-6.【Ⅲ】
3) Haufroid V, Wallemacq P, VanKerckhove V, et al. CYP3A5 and ABCB1 polymorphisms and tacrolimus pharmacokinetics in renal transplant candidates: guidelines from an experimental study. Am J Transplant. 2006; 6: 2706-13.【Ⅲ】
4) Goto M, Masuda S, Saito H, et al. C3435T polymorphism in the MDR1 gene affects the enterocyte expression level of CYP3A4 rather than Pgp in recipients of living-donor liver transplantation. Pharmacogenetics. 2002; 12: 451-7.【Ⅳ】
5) Elens L, Capron A, Kerckhove VV, et al. 1199G>A and 2677G>T/A polymorphisms of ABCB1 independently affect tacrolimus concentration in hepatic tissue after liver transplantation. Pharmacogenet Genomics. 2007; 17: 873-83.【Ⅲ】
6) Macphee IA, Fredericks S, Tai T, et al. Tacrolimus pharmacogenetics: polymorphisms associated with expression of cytochrome p4503A5 and P-glycoprotein correlate with dose requirement. Transplantation. 2002; 74: 1486-9.【Ⅲ】
7) Uesugi M, Masuda S, Katsura T, et al. Effect of intestinal CYP3A5 on postoperative tacrolimus trough levels in living-donor liver transplant recipients. Pharmacogenet Genomics. 2006; 16: 119-27.【Ⅲ】
8) Kuypers DR, de Jonge H, Naesens M, et al. CYP3A5 and CYP3A4 but not MDR1 single-nucleotide polymorphisms determine long-term tacrolimus disposition and drug-related nephrotoxicity in renal recipients. Clin Pharmacol Ther. 2007; 87: 711-25.【Ⅳ】
9) Fukudo M, Yano I, Yoshimura A, et al. Impact of MDR1 and CYP3A5 on the oral clearance of tacrolimus and tacrolimus-related renal dysfunction in adult living-donor liver transplant patients. Pharmacogenet Genomics. 2008; 18: 413-23.【Ⅲ】
10) Thervet E, Loriot MA, Barbier S, et al. Optimization of initial tacrolimus dose using pharmacogenetics testing. Clin Pharmacol Ther. 2010; 87: 721-6.【Ⅱ】
11) Wang P, Mao Y, Razo J, et al. Using genetic and clinical factors to predict tacrolimus dose in renal transplant recipients. Pharmacogenomics. 2010; 11: 1389-402.【Ⅱ】
12) Muraki Y, Usui M, Isaji S, et al. Impact of CYP3A5 genotype of recipients as well as donors on the tacrolimus pharmacokinetics and infectious complications after living-donor liver transplantation for Japanese adult recipients. Ann Transplant. 2011; 16: 55-62.【Ⅱ】
13) Hosohata K, Masuda S, Ogura Y, et al. Interaction between tacrolimus and lansoprazole, but not rabeprazole in living-donor liver transplant patients with defects of CYP2C19 and CYP3A5. Drug Metab Pharmacokinet. 2008; 23: 134-8.【Ⅳ】
14) Hosohata K, Masuda S, Katsura T, et al. Impact of intestinal CYP2C19 genotypes on the interaction between tacrolimus and omeprazole, but not lansoprazole, in adult living-donor liver transplant patients. Drug Metab Dispos. 2009; 37: 821-6.【Ⅱ】
15) Bouamar R, Hesselink DA, van Schaik RH, et al. Polymorphisms in CYP3A5, CYP3A4, and ABCB1 are not associated with cyclosporine pharmacokinetics nor with cyclosporine clinical end points after renal transplantation. Ther Drug Monit. 2011; 33: 178-84.【Ⅱ】
16) Elens L, van Schaik RH, Panin N, et al. Effect of a new functional CYP3A4 polymorphism on calcineurin inhibitors' dose requirements and trough blood levels in stable renal transplant patients. Pharmacogenomics. 2011; 12: 1383-96.【Ⅲ】
17) Hauser IA, Schaeffeler E, Gauer S, et al. ABCB1 genotype of the donor but not of the recipient is a major risk factor for cyclosporine-related nephrotoxicity after renal transplantation. J Am Soc Nephrol. 2005; 16: 1501-11.【Ⅲ】
18) Jiang ZP, Wang YR, Xu P, et al. Meta-analysis of the effect of MDR1 C3435T polymorphism on cyclosporine pharmacokinetics. Basic Clin Pharmacol Toxicol. 2008; 103: 433-44.【Ⅰ】
19) Cattaneo D, Ruggenenti P, Baldelli S, et al. ABCB1 genotypes predict cyclosporine-related

adverse events and kidney allograft outcome. J Am Soc Nephrol. 2009; 20: 1404-15.【Ⅲ】
20) Satoh S, Niioka T, Kagaya H, et al. Pharmacokinetic and CYP3A5 pharmacogenetic differences between once- and twice-daily tacrolimus from the first dosing day to 1 year after renal transplantation. Pharmacogenomics. 2014; 15: 1495-506.【Ⅳ】

10 医療材料の影響

CQ1-29 どんな材質の点滴チューブを使用すべきか。

Answer

タクロリムス，シクロスポリンの注射製剤ともに PVC 製の輸液容器やチューブなどに吸着し，PVC の可塑剤である DEHP が溶出するので，PVC 製の医療材料は使用しない。

[推奨度 A]

[Explanation]

　タクロリムス（プログラフ®注）は可溶化剤（界面活性剤）としてポリオキシエチレン硬化ヒマシ油 60（HCO-60），シクロスポリン（サンディミュン®注）は，ポリオキシエチレンヒマシ油が含有されており，点滴ボトルやチューブの素材が PVC の場合，可溶化剤が浸透し，点滴ボトルやチューブにタクロリムスやシクロスポリンが吸着される。さらに薬剤が表面だけでなく，素材の PVC の内部にも取り込まれ，PVC に含有される内分泌攪乱物質（現在では精巣毒性物質）として考えられている DEHP も溶出するため，PVC 性の製品を使用してはならない。非 PVC の製品としては，ポリプロピレンやポリエチレンなどがある。

[参考文献]

タクロリムス

1) 浦本さやか，北村佳久，平松洋子，他．ポリ塩化ビニル製およびポリブタジエン製輸液チューブへのタクロリムスの収着性と収着による血中濃度および投与量に関する影響．医療薬学．2003; 29: 216-24.【Ⅳ】
2) 鈴木正彦，高松昭司，村松恵美，他．精密持続点滴中のタクロリムス注射液の含量低下とフタル酸ジ-2-エチルヘキシルの溶出．病院薬学．2000; 26: 7-12.【Ⅳ】

シクロスポリン

3) 千秋和久，竹中みお，宮原八州子，他．トリメリット酸トリス-2-エチルヘキシルを可塑剤として含むポリ塩化ビニル製輸液セットにおける薬剤収着と可塑剤溶出に関する検討．医療薬学．2004; 30: 136-42.【Ⅳ】
4) 矢野良一，中村敏明，青野浩直，他．ポリ塩化ビニル製輸液セットからの Di (2-ethylhexyl) Phthalate 溶出量と Cyclosporine A の損失量の関連性．薬学雑誌．2001; 121: 139-44.【Ⅳ】

11 その他

CQ 1-30 思いがけず高値，低値が出た場合はどう対応すべきか。

Answer 高値の場合

投与後採血，内服後採血，薬剤を投与したラインからの採血，相互作用のある併用薬の開始，酵素誘導を示す併用薬の中止，肝機能の変化，食品との相互作用（グレープフルーツジュースなど），点滴バッグの混合不足，調剤ミス，吸収遅延などが考えられるため，それぞれの可能性をチェックするとともに再度 TDM を行う。

[推奨度 B コンセンサス]

Answer 低値の場合

相互作用のある併用薬の中止，酵素誘導を示す併用薬の開始，肝機能の改善，食品との相互作用（セイヨウオトギリソウ），発熱・感染症による投与スキップ，投与中止，ノンコンプライアンス，怠薬，処方日数不足，点滴バッグの混合不足，調剤ミスなどが考えられるため，それぞれの可能性をチェックするとともに再度 TDM を行う。

[推奨度 B]

[Explanation]

過去の結果，薬歴を参照のうえで速やかに主治医と協議する。必要と判断すれば再測定を考慮する。

CQ 1-31 後発医薬品に切り替える場合，血中濃度測定のタイミングや目標血中濃度域を調節する必要があるか。（タクロリムス，シクロスポリン，ミコフェノール酸モフェチル）

Answer

先発医薬品と後発医薬品の切り替えの際（特に保険薬局において）は，TDM の頻度を上げて切り替え前後の血中濃度推移を確認する。他施設の患者の場合は，主治医や当該病院の担当薬剤師，かかりつけ薬剤師との連携を密接に図ることが望ましい。

[推奨度は特に設定しない]

[Explanation]

タクロリムスは，一般製剤（先発医薬品：プログラフ®）を標準とする後発医薬品が発売されている。シクロスポリンは，マイクロエマルジョン製剤（先発医薬品：ネオーラル®）を標準とする後発医薬品が発売されている。ミコフェノール酸は，カプセル製剤（先発医薬品：セルセプト®）を標準とする後発医薬品が発売されている。

後発医薬品は健常成人を対象とした生物学的同等性試験（10名以上の被験者を対象としたクロスオーバー試験において，当該後発医薬品のAUCとC_{max}が標準品（先発医薬品）の0.8～1.2倍に収まることなど）により，製造承認されている。一方，製剤に含まれる添加物は先発医薬品と必ずしも同じでないため，製剤上同等ではない。

　タクロリムスの後発医薬品について，トラフ値，AUCが先発医薬品と同等とする報告や後発医薬品でピーク値が高いとの報告が散見される。臨床効果や副作用が異なるという結果は示されていないが，ピーク値の上昇による副作用の懸念などは未解決である。ただし，日本国内で使用される後発医薬品について先発医薬品との比較データはなく，今後は日本人患者におけるエビデンスの蓄積が必要であろう。以上の状況を踏まえ，本ガイドラインでは，2011年の欧州臓器移植学会からの提案を踏襲することとした。その和訳を以下に示す。

1. 厳しい同等性試験に合致していない免疫抑制薬の後発医薬品は使用すべきでない。（European Medical Agencyは有効治療域の狭い薬剤における同等性試験の許容範囲を90～111%としている。）
2. 先発医薬品から後発医薬品への切り替え導入は，移植医に限るべきである。（処方医がTDMを確実に行える必要がある。）
3. 同じ免疫抑制薬について後発医薬品を繰り返し変更することは避けるべきである。（処方には特定の後発医薬品の薬剤名を記載することを推奨する。）
4. 患者に後発医薬品への切り替えを説明しておかなければならない。
5. 同じ患者に異なる製剤を同時に使用することは避けるべきである。（治療効果に関わる血中濃度の変動が大きくなる。）
6. 先発医薬品を使用したいと考えている処方医が，処方せんに明確に意思表示できなければならない。
7. 移植当初からの後発医薬品の使用は，入院中であればTDMにより適正化できるが，その後の切り替えにリスクが生じる。（拒絶反応のリスクが高い，移植後早期の切り替えは避けるべきである。）
8. 後発医薬品の総合的な評価では，安全性や有効性に加えて薬物速度論やTDM応用に関するデータを追加していくことが重要である。

[参考文献]

1) Pollard S, Nashan B, Johnston A, et al.; Consensus on Substitution in European Transplantation. A pharmacokinetic and clinical review of the potential clinical impact of using different formulations of cyclosporin A. Berlin, Germany, November 19, 2001. Clin Ther. 2003; 25: 1654-69. 【Ⅰ】
2) Taber DJ, Baillie GM, Ashcraft EE, et al. Does bioequivalence between modified cyclosporine formulations translate into equal outcomes? Transplantation. 2005; 80: 1633-5. 【Ⅲ】
3) Robertsen I, Åsberg A, Ingerø AO, et al. Use of generic tacrolimus in elderly renal transplant

recipients: precaution is needed. Transplantation. 2015; 99: 528-32.【Ⅲ】
4) Min SI, Ha J, Kim YS, et al. Therapeutic equivalence and pharmacokinetics of generic tacrolimus formulation in de novo kidney transplant patients. Nephrol Dial Transplant. 2013; 28: 3110-9.【Ⅲ】
5) Alloway RR, Sadaka B, Trofe-Clark J, et al. A randomized pharmacokinetic study of generic tacrolimus versus reference tacrolimus in kidney transplant recipients. Am J Transplant. 2012; 12: 2825-31.【Ⅱ】
6) Molnar AO, Fergusson D, Tsampalieros AK, et al. Generic immunosuppression in solid organ transplantation: systematic review and meta-analysis. BMJ. 2015; 350: h3163.【Ⅰ】
7) van Gelder T; ESOT Advisory Committee on Generic Substitution. European Society for Organ Transplantation Advisory Committee recommendations on generic substitution of immunosuppressive drugs. Transpl Int. 2011；24: 1135-41.【Ⅵ】

2. ミコフェノール酸

1 TDM の適応

- ミコフェノール酸モフェチルの投与を受けているすべての患者において TDM を推奨する。

2 PK パラメータ

パラメータ	値
F	1.0（カプセル，懸濁用散）
Vd (L/kg)	3.75
CL (L/hr)	26
$T_{1/2}$ (hr)	17
血球移行性	血球にはほとんど移行しない
タンパク結合率 (%)	97〜99
急性拒絶反応，骨髄機能障害（白血球減少，血小板減少，貧血）	AUC_{0-12} と相関する
ウイルス感染症，消化器症状（下痢，胃腸障害，嘔気）	AUC_{0-12} との相関性が弱い
トラフなどのシングルポイントのみを用いた TDM は推奨されていない	

3 TDM の方法（採血ポイントなど）

a. 測定資料

CQ 2-1 測定試料は何を用いるか。

Answer

血清または血漿を用いる。　　　　　　　　　　　　　　　　　　　　　　　　　[推奨度 A]

[Explanation]

　　ミコフェノール酸のほとんどが血漿分画に存在し，その血球との分配は濃度や温度の影響を受けないため血中濃度の測定には血清または血漿を用いる。

[参考文献]
1) Langman LJ, LeGatt DF, Yatscoff RW. Blood distribution of mycophenolic acid. Ther Drug Monit. 1994; 16: 602-7.【Ⅳ】

CQ 2-2 どの採血管を使用するのか。

Answer
EMIT 法では，抗凝固剤入りの採血管（EDTA・2Na，2K またはヘパリン）を用いる。HPLC 法では，プレーン採血管（血清）を用いても構わない。また，Enzyme-mimicking assay 法，PETINIA 法では，プレーン採血管または抗凝固剤入りの採血管（EDTA・2Na，2K）を使用する。
［推奨度 A コンセンサス］

[Explanation]
　EMIT 法では抗凝固剤入りの採血管（EDTA・2Na，2K またはヘパリン）において，測定値が保証されている。一方，HPLC 法では採血管の規定はないが，測定法ごとの再現性の評価が必要である。また，Enzyme-mimicking assay 法，PETINIA 法では，プレーン採血管または抗凝固剤入りの採血管（EDTA・2Na，2K）において，測定値が保証されている。

CQ 2-3 検体の保存はどうすればよいか。

Answer
8 時間以内（採血当日分）であれば，冷所保管する。8 時間以上であれば，凍結保管（−20℃以下）する。
［推奨度 B］

[Explanation]
　常温保管の場合，時間および温度依存的に活性代謝物のアシルグルクロン酸抱合体の分解が起こる。HPLC-UV 法，EMIT 法，PETINIA 法および Enzyme-mimicking assay 法では，常温保管の場合に測定値が影響を受ける可能性があるため，冷所保管が望ましい。長期保存の場合，試料の凍結（−20℃以下）により，代謝物の分解を回避することができる。

[参考文献]
1) Mino Y, Naito T, Matsushita T, et al. Simultaneous determination of mycophenolic acid and its glucuronides in human plasma using isocratic ion pair high-performance liquid chromatography. J Pharm Biomed Anal. 2008; 46: 603-8.【Ⅳ】

b. 採血ポイント（タイミング）

CQ 2-4　採血はどのタイミングで行うべきか。

Answer

複数回採血や limited sampling strategy による AUC_{0-12} を用いた評価が必要である。複数回採血の採血点については，その目安を 0, 1, 2, 3, 4, 6, 9, 12 時間とし，4 時間目までの 1 時間おきの採血と 6 時間目から 12 時間目の間に少なくとも 3 点（間隔をあける）を含める。臓器移植では，トラフなどのシングルポイントのみを用いた血中濃度の評価は推奨されていない。AUC_{0-12} に占める AUC_{6-12} の割合は 45% と大きく，複数回採血の場合は吸収相および分布相に加えて消失相における採血も必要である。周術期の limited sampling strategy については一致した見解が得られていない。　　　　　　　　　　　　　　　　　　　　　　　　　　　　　　[推奨度 A]

やむを得ず，複数採血が困難な場合は，トラフ値をモニタリングする。　　　[推奨度 B]

[Explanation]

　臓器移植の場合（特にタクロリムスを併用する場合）には，主代謝物のフェノールグルクロン酸抱合体（一般にグルクロン酸抱合体とはこちらを指す）が胆汁排泄されるため，腸肝循環により投与後 4 時間以降にミコフェノール酸のセカンドピークが現れる。さらにそのセカンドピークの出現が個体間および個体内で変動する。そのため，ミコフェノール酸のトラフ値については AUC_{0-12} との相関性が良好でない。ミコフェノール酸の体内曝露量を反映する指標として，トラフなどのシングルポイントよりも AUC_{0-12} を用いた評価が推奨されている。ループス腎炎では腎移植患者よりも糸球体濾過速度が安定しており，AUC_{0-12} とトラフ値との相関性が良い傾向にある。AUC_{0-12} においては，複数回採血が必要となるため，薬物動態が安定する維持期以降については，limited sampling strategy により得られた AUC_{0-12} やトラフ値を目安としながら，薬物血中濃度の管理を行うのが望ましい。

[参考文献]

1) Chen H, Peng C, Yu Z, et al. Pharmacokinetics of mycophenolic acid and determination of area under the curve by abbreviated sampling strategy in Chinese liver transplant recipients. Clin Pharmacokinet. 2007; 46: 175-85.【Ⅳ】
2) Mathew BS, Fleming DH, Annapandian VM, et al. A reliable limited sampling strategy for the estimation of mycophenolic acid area under the concentration time curve in adult renal transplant patients in the stable posttransplant period. Ther Drug Monit. 2010; 32: 136-40.【Ⅳ】
3) Mino Y, Naito T, Matsushita T, et al. Comparison of pharmacokinetics of mycophenolic acid and its glucuronide between patients with lupus nephritis and with kidney transplantation. Ther Drug Monit. 2008; 30 656-61.【Ⅲ】
4) Tett SE, Saint-Marcoux F, Staatz CE, et al. Mycophenolate, clinical pharmacokinetics, formulations, and methods for assessing drug exposure. Transplant Rev (Orlando). 2011; 25: 47-57.【Ⅰ】
5) Miura M, Satoh S, Niioka T, et al. Limited sampling strategy for simultaneous estimation of the

area under the concentration-time curve of tacrolimus and mycophenolic acid in adult renal transplant recipients. Ther Drug Monit. 2008; 30: 52-9.【Ⅳ】

CQ 2-5 最初に測定するタイミングは投与開始何日目か。

Answer
投与開始後1週間目に測定する。　　　　　　　　　　　　　　　　　　　　　［推奨度 A］

[Explanation]

　ミコフェノール酸の血中濃度が定常状態に到達するまでには，1週間ほど必要なためである。また，ミコフェノール酸の消失半減期については約17時間であり，腎移植後の糸球体濾過速度の変化や肝移植による移植後の肝機能の変化を併せて考えると，TDM は1週間ほどを目安として実施するのがよい。

[参考文献]
1) Bullingham R, Monroe S, Nicholls A, et al. Pharmacokinetics and bioavailability of mycophenolate mofetil in healthy subjects after single-dose oral and intravenous administration. J Clin Pharmacol. 1996; 36: 315-24.【Ⅳ】
2) Pisupati J, Jain A, Burckart G, et al. Intraindividual and interindividual variations in the pharmacokinetics of mycophenolic acid in liver transplant patients. J Clin Pharmacol. 2005; 45: 34-41.【Ⅳ】

c. 測定頻度

CQ 2-6 測定の頻度はどのようにすればよいか。

Answer
急性期（移植後1カ月以内）では1週間ごと，移行期（移植後1～3カ月）では1カ月ごと，維持期（移植後3カ月～1年）では3カ月ごと，維持期（移植後1年以降）では1年ごとまたはイベント発生ごとに TDM を実施する。　　　　　　　　　　　　　　　　　　　　　［推奨度 A］

[Explanation]

　移植後1カ月間では，腎機能や肝機能の変化に伴って，ミコフェノール酸の体内動態が大きく変動する。臓器移植の患者では，維持期においてはミコフェノール酸の体内動態が比較的安定する。

[参考文献]
1) Tett SE, Saint-Marcoux F, Staatz CE, et al. Mycophenolate, clinical pharmacokinetics, formulations, and methods for assessing drug exposure. Transplant Rev (Orlando). 2011; 25: 47-57.【Ⅰ】
2) Staatz CE, Tett SE. Clinical pharmacokinetics and pharmacodynamics of mycophenolate in solid organ transplant recipients. Clin Pharmacokinet. 2007; 46: 13-58.【Ⅰ】
3) van Hest RM, Mathot RA, Pescovitz MD, et al. Explaining variability in mycophenolic acid exposure to optimize mycophenolate mofetil dosing: a population pharmacokinetic meta-analysis of mycophenolic acid in renal transplant recipients. J Am Soc Nephrol. 2006; 17: 871-80.【Ⅰ】
4) Staatz CE, Duffull SB, Kiberd B, et al. Population pharmacokinetics of mycophenolic acid during the first week after renal transplantation. Eur J Clin Pharmacol. 2005; 61: 507-16.【Ⅲ】

CQ 2-7 投与量変更後何日目に測定するのか。

Answer

1週間目に測定する。 [推奨度 A]

[Explanation]

ミコフェノール酸の血中濃度が定常状態に到達するのに1週間ほどかかるため。

[参考文献]
1) Bullingham R, Monroe S, Nicholls A, et al. Pharmacokinetics and bioavailability of mycophenolate mofetil in healthy subjects after single-dose oral and intravenous administration. J Clin Pharmacol. 1996; 36: 315-24.【Ⅳ】

CQ 2-8 測定すべきイベントはどのような場合か。

Answer

急性拒絶反応，骨髄機能障害（白血球減少，血小板減少，貧血）。 [推奨度 A]

ウイルス感染症，下痢や嘔気などの消化器症状。 [推奨度 B]

[Explanation]

急性拒絶反応および骨髄機能障害については，その発生がミコフェノール酸の AUC_{0-12} と相関する。一方，サイトメガロウイルスやBKウイルスなどの感染症や下痢や嘔気などの消化器症状については，その発生はミコフェノール酸の AUC_{0-12} と相関しない。

[参考文献]
1) van Gelder T, Hilbrands LB, Vanrenterghem Y, et al. A randomized double-blind, multicenter

plasma concentration controlled study of the safety and efficacy of oral mycophenolate mofetil for the prevention of acute rejection after kidney transplantation. Transplantation. 1999; 68: 261-6.【Ⅱ】
2) Kuypers DR, de Jonge H, Naesens M, et al. Current target ranges of mycophenolic acid exposure and drug-related adverse events: a 5-year, open-label, prospective, clinical follow-up study in renal allograft recipients. Clin Ther. 2008; 30: 673-83.【Ⅱ】

CQ 2-9 採血時間のずれはどの程度が許容範囲か。

Answer

投与後4時間以内の採血時間のずれは，測定値の取り扱いに注意する。トラフ値については，2時間程度の採血時間のずれであれば許容される。　　　［推奨度A コンセンサス］

[Explanation]

　ミコフェノール酸の血中濃度曲線から判断して，採血時間のずれによる測定値への影響は吸収・分布相（投与後4時間以内）では大きい。一方，ミコフェノール酸は腸肝循環していることもあり，投与後12時間前後においては，血中濃度の大きな変動はみられない。

4 目標血中濃度

CQ 2-10 目標血中濃度はどれくらいか。

Answer

HPLC-UV法，Enzyme-mimicking assay法でAUC$_{0-12}$ 30〜60 μg・hr/mLを目標とする（EMIT法，PETINIA法の場合：37〜70 μg・hr/mL）。　　　［推奨度A］

その後，HPLC-UV法，Enzyme-mimicking assay法でトラフ値1.0〜3.0 μg/mLを目安としながら，TDMによる管理を行うのが望ましい（EMIT法，PETINIA法の場合：1.3〜4.5 μg/mL）。　　　［推奨度B］

[Explanation]

　AUC$_{0-12}$については，急性拒絶反応の予防において指標となりうるが，有害作用の指標としては十分な有用性が示されていない。AUC$_{0-12}$では，下痢，嘔気および胃腸障害などの消化器症状やウイルス感染症の発生とは関連性が弱いものの，血球減少や貧血の造血障害に対して，モニタリングの有用性が示されている。AUC$_{0-12}$においては，複数回採血が必要となるため，薬物動態の安定する維持期については，トラフ値を目安とし

ながら，薬物血中濃度の管理を行うのが望ましい．

[参考文献]
1) van Gelder T, Hilbrands LB, Vanrenterghem Y, et al. A randomized double-blind, multicenter plasma concentration controlled study of the safety and efficacy of oral mycophenolate mofetil for the prevention of acute rejection after kidney transplantation. Transplantation. 1999; 68: 261-6.【Ⅱ】
2) Borrows R, Chusney G, Loucaidou M, et al. Mycophenolic acid 12-h trough level monitoring in renal transplantation: association with acute rejection and toxicity. Am J Transplant. 2006; 6: 121-8.【Ⅱ】
3) Gaston RS, Kaplan B, Shah T, et al. Fixed- or controlled-dose mycophenolate mofetil with standard- or reduced-dose calcineurin inhibitors: the Opticept trial. Am J Transplant. 2009; 9: 1607-19.【Ⅱ】
4) Kuypers DR, de Jonge H, Naesens M, et al. Current target ranges of mycophenolic acid exposure and drug-related adverse events: a 5-year, open-label, prospective, clinical follow-up study in renal allograft recipients. Clin Ther. 2008; 30: 673-83.【Ⅱ】
5) Kuypers DR, Le Meur Y, Cantarovich M, et al.; Transplantation Society (TTS), Consensus Group on TDM of MPA. Consensus report on therapeutic drug monitoring of mycophenolic acid in solid organ transplantation. Clin J Am Soc Nephrol. 2010; 5: 341-58.【Ⅵ】
6) Weber LT, Shipkova M, Armstrong VW, et al. Comparison of the Emit immunoassay with HPLC for therapeutic drug monitoring of mycophenolic acid in pediatric renal-transplant recipients on mycophenolate mofetil therapy. Clin Chem. 2002; 48: 517-25.【Ⅲ】

5 投与設計

CQ 2-11　内服は食前か食後か空腹時か．

Answer
食事の影響は受けにくい．採血回数を減らすため，併用されるカルシニューリン阻害薬と投与タイミングを合わせる．　　　　　　　　　　　　　　　　　　　[推奨度 B]

[Explanation]
　関節リウマチ患者では，ミコフェノール酸の血中濃度は食事の影響をほとんど受けない．採血回数に関する患者負担の軽減の観点から，併用されるカルシニューリン阻害薬の血中濃度とミコフェノール酸の血中濃度を同時に評価するために，両者の投与タイミングを合わせるのが望ましい．

[参考文献]
1) Bullingham R, Shah J, Goldblum R, et al. Effects of food and antacid on the pharmacokinetics of single doses of mycophenolate mofetil in rheumatoid arthritis patients. Br J Clin Pharmacol. 1996; 41: 513-6.【Ⅲ】
2) Miura M, Satoh S, Niioka T, et al. Limited sampling strategy for simultaneous estimation of the

area under the concentration-time curve of tacrolimus and mycophenolic acid in adult renal transplant recipients. Ther Drug Monit. 2008; 30: 52-9.【Ⅳ】

6 特定の背景を有する患者など

CQ 2-12 腎機能はミコフェノール酸の体内動態に影響を及ぼすか。

Answer
腎機能障害時にミコフェノール酸の血中濃度が影響を受けるため，測定頻度を増やす（週1回程度）。　　　　　　　　　　　　　　　　　　　　　　　　　　［推奨度 A］

[Explanation]

　腎移植患者では，糸球体濾過速度とミコフェノール酸およびそのグルクロン酸抱合体のAUCとの関係において逆相関を示す。これは腎機能に基づくミコフェノール酸モフェチルの投与量調節の必要性を示唆する。一方，クレアチニンクリアランス 25 mL/min 以下の患者では，グルクロン酸抱合体が蓄積する。腎移植前からミコフェノール酸モフェチルの投与を開始する施設は，腎機能障害によってミコフェノール酸およびその代謝物が蓄積する可能性があるため，移植前からの血中濃度モニタリングが必要である。

[参考文献]
1) Naesens M, de Loor H, Vanrenterghem Y, et al. The impact of renal allograft function on exposure and elimination of mycophenolic acid (MPA) and its metabolite MPA 7-O-glucuronide. Transplantation. 2007; 84: 362-73.【Ⅳ】
2) Mino Y, Naito T, Matsushita T, et al. Comparison of pharmacokinetics of mycophenolic acid and its glucuronide between patients with lupus nephritis and with kidney transplantation. Ther Drug Monit. 2008; 30: 656-61.【Ⅲ】
3) van Hest RM, Mathot RA, Pescovitz MD, et al. Explaining variability in mycophenolic acid exposure to optimize mycophenolate mofetil dosing: a population pharmacokinetic meta-analysis of mycophenolic acid in renal transplant recipients. J Am Soc Nephrol. 2006; 17: 871-80.【Ⅰ】
4) Kagaya H, Niioka T, Saito M, et al. Effect of hepatic drug transporter polymorphisms on the pharmacokinetics of mycophenolic acid in patients with severe renal dysfunction before renal transplantation. Xenobiotica. 2017; 47: 916-22.【Ⅲ】

CQ 2-13 男性の性機能に対してミコフェノール酸モフェチルは影響するか。

Answer
男性の性機能に対するミコフェノール酸モフェチルの影響については報告が存在しない。

[推奨度なし]

[Explanation]

雄性ラットにおいて，ミコフェノール酸モフェチル（20 mg/kg/day）の投与では生殖能に影響は認められていない（中外製薬の社内資料）。

[参考文献]
1) セルセプト®インタビューフォーム（2017年11月改定，第22版）

CQ 2-14 腹膜透析はミコフェノール酸の体内動態に影響を及ぼすか。

Answer
腹膜透析を行っている患者では，ミコフェノール酸の血中濃度を測定する。

[推奨度 B]

[Explanation]

腹膜透析時にミコフェノール酸のAUCが15〜59％低下したが，最高血中濃度と最高血中濃度到達時間については影響を受けなかった。

[参考文献]
1) Morgera S, Budde K, Lampe D, et al. Mycophenolate mofetil pharmacokinetics in renal transplant recipients on peritoneal dialysis. Transpl Int. 1998; 11: 53-7.【Ⅳ】

CQ 2-15 血液透析患者にはどう対応すればよいか。

Answer
血液透析を行っている患者では，ミコフェノール酸の血中濃度を測定する。

[推奨度 C]

[Explanation]

血液透析ではミコフェノール酸のグルクロン酸抱合体は除去されるものの，ミコフェノール酸の血中濃度はほとんど変わらない。

[参考文献]
1) Shaw LM, Mick R, Nowak I, et al. Pharmacokinetics of mycophenolic acid in renal transplant patients with delayed graft function. J Clin Pharmacol. 1998; 38: 268-75.【Ⅳ】

CQ 2-16 肝機能はミコフェノール酸の体内動態に影響を及ぼすか。

Answer
軽度の肝機能障害であれば，ほとんど影響を受けない。Tチューブによる体外への胆汁排泄を行っている場合には，ミコフェノール酸の血中濃度が影響を受けるため，測定頻度を増やす（週1回程度）。　　　　　　　　　　　　　　　　　　　　　　　[推奨度 A]

[Explanation]
　肝移植患者において，移植後1カ月目のミコフェノール酸のAUC$_{0-12}$は移植後1週間目に比べて4倍程度上昇する。肝移植の場合には，代謝能力は移植直後の移植片の大きさに依存し，個人差が大きい。さらにTチューブによる体外への胆汁排泄の有無がミコフェノール酸の体内動態に大きな影響を及ぼす。一方，移植直後の血清アルブミンの低下による遊離形ミコフェノール酸濃度の上昇は，ミコフェノール酸のクリアランスを亢進させ体内曝露量を低下させることがある。

[参考文献]
1) Pisupati J, Jain A, Burckart G, et al. Intraindividual and interindividual variations in the pharmacokinetics of mycophenolic acid in liver transplant patients. J Clin Pharmacol. 2005; 45: 34-41.【Ⅳ】
2) Brunet M, Cirera I, Martorell J, et al. Sequential determination of pharmacokinetics and pharmacodynamics of mycophenolic acid in liver transplant patients treated with mycophenolate mofetil. Transplantation. 2006; 81: 541-6.【Ⅳ】

CQ 2-17 低アルブミン血症の患者において注意すべき点は何があるか。

Answer
低アルブミン血症では総濃度の扱いに注意する。　　　　　　　　　　　　　　[推奨度 B]

[Explanation]
　3.1 g/dL以下の血清アルブミン濃度を有する患者において，ミコフェノール酸の遊離形分率が上昇する。そのため，3.1 g/dL以下の血清アルブミン濃度を有する患者では，総濃度での体内動態の評価に注意する。

[参考文献]
1) Atcheson BA, Taylor PJ, Kirkpatrick CM, et al. Free mycophenolic acid should be monitored in renal transplant recipients with hypoalbuminemia. Ther Drug Monit. 2004; 26: 284-6.【Ⅳ】

CQ 2-18　小児ではミコフェノール酸の体内動態に影響があるか。

Answer
小児においては，他の免疫抑制薬と同じように年齢（体重，体表面積）に応じて，投与量の調節が必要である。　　　　　　　　　　　　　　　　　［推奨度 A コンセンサス］

[Explanation]
　AUC_{0-12} 30 μg・hr/mL を目標とする場合には，目安として，23～30 mg/kg の投与が必要となる。

CQ 2-19　高齢者ではミコフェノール酸の体内動態に影響があるか。

Answer
高齢者では積極的な投与量の減量を必要としない。　　　　　［推奨度 A コンセンサス］

[Explanation]
　高齢者においては，積極的に投与量の減量を推奨するエビデンスはないが，忍容性に注意を払う。

CQ 2-20　妊婦・授乳婦ではミコフェノール酸の体内動態に影響があるか。

Answer
妊婦・授乳婦では禁忌のため，TDM の実施は想定されていない。投与中は授乳を控える。
　　　　　　　　　　　　　　　　　　　　　　　　　　　　　　　　　［推奨度 A］

[Explanation]
　ヒトにおける催奇形作用や動物実験における母乳中への移行が認められている。添付文書上では禁忌とされている。

[参考文献]
1) Pisoni CN, D'Cruz DP. The safety of mycophenolate mofetil in pregnancy. Expert Opin Drug Saf. 2008; 7: 219-22.【Ⅱ】

2) セルセプト® インタビューフォーム（2017 年 11 月改定，第 22 版）

CQ2-21 糖尿病患者において注意すべき点は何があるか。

Answer

糖尿病患者では胃の迷走神経麻痺による胃内容排出能遅延がミコフェノール酸の吸収速度に影響を及ぼす。糖尿病患者においては，AUC_{0-12} での評価を行う。　　　［推奨度 B］

[Explanation]

　糖尿病患者において，胃内容排出能の遅延により，ミコフェノール酸の最高血中濃度の低下と最高血中濃度到達時間の遅延が認められる。一方，ミコフェノール酸の AUC は影響を受けない。

[参考文献]
1) Naesens M, Verbeke K, Vanrenterghem Y, et al. Effects of gastric emptying on oral mycophenolic acid pharmacokinetics in stable renal allograft recipients. Br J Clin Pharmacol. 2007; 63: 541-7.【Ⅳ】

7 薬物相互作用

CQ2-22 血中濃度の上昇を引き起こす併用薬にはどのようなものがあるか。

Answer

特にない。　　　［推奨度は特に設定しない］

CQ2-23 血中濃度の低下を引き起こす併用薬にはどのようなものがあるか。

Answer

シクロスポリン，マグネシウムおよびアルミニウム含有制酸薬，リファンピシン，プロトンポンプ阻害薬，ステロイド，抗菌薬。　　　［推奨度は特に設定しない］

CQ 2-24 カルシニューリン阻害薬をタクロリムスからシクロスポリン，またはシクロスポリンからタクロリムスへ切り替える際，ミコフェノール酸の血中濃度確認は必要か。

Answer
カルシニューリン阻害薬（タクロリムス，シクロスポリン）を切り替える際には，ミコフェノール酸の血中濃度を測定する。　　　　　　　　　　　　　　　　　　　　　[推奨度 A]

[Explanation]

　腎移植患者において，シクロスポリン併用時にミコフェノール酸のトラフ値が 55% 低下する。また，シクロスポリン併用患者では，タクロリムス併用患者に比べて，ミコフェノール酸の AUC_{0-12} が 30〜40% 低い。これはシクロスポリンによる OATP1B3 および 1B1 の阻害によるグルクロン酸抱合体の再取り込み阻害によるものと考えられている。

[参考文献]

1) Smak Gregoor PJ, van Gelder T, Hesse CJ, et al. Mycophenolic acid plasma concentrations in kidney allograft recipients with or without cyclosporin: a cross-sectional study. Nephrol Dial Transplant. 1999; 14: 706-8.【Ⅲ】
2) Griñó JM, Ekberg H, Mamelok RD, et al. The pharmacokinetics of mycophenolate mofetil in renal transplant recipients receiving standard-dose or low-dose cyclosporine, low-dose tacrolimus or low-dose sirolimus: the Symphony pharmacokinetic substudy. Nephrol Dial Transplant. 2009; 24: 2269-76.【Ⅱ】
3) Picard N, Yee SW, Woillard JB, et al. The role of organic anion-transporting polypeptides and their common genetic variants in mycophenolic acid pharmacokinetics. Clin Pharmacol Ther. 2010; 87: 100-8.【Ⅳ】

CQ 2-25 マグネシウムおよびアルミニウム含有制酸薬の併用有無が変わる場合，血中濃度確認は必要か。

Answer
マグネシウムおよびアルミニウム含有制酸薬の併用有無が変わった時にはミコフェノール酸の血中濃度を測定する。　　　　　　　　　　　　　　　　　　　　　[推奨度 B]

[Explanation]

　関節リウマチ患者において，制酸薬併用時にミコフェノール酸の AUC_{0-24} が 17% 低下する。消化管内におけるミコフェノール酸モフェチルとの物理化学的相互作用による吸収阻害が原因であると考えられている。

[参考文献]
1) Bullingham R, Shah J, Goldblum R, et al. Effects of food and antacid on the pharmacokinetics of single doses of mycophenolate mofetil in rheumatoid arthritis patients. Br J Clin Pharmacol. 1996; 41: 513-6.【Ⅲ】

CQ 2-26 リファンピシンの併用有無が変わる場合，血中濃度確認は必要か。

Answer
リファンピシンの併用有無が変わった時にはミコフェノール酸の血中濃度を測定する。

[推奨度 C]

[Explanation]

ミコフェノール酸とタクロリムスを併用している移植患者において，リファンピシン併用時にミコフェノール酸の AUC_{0-12} が 69％低下する。リファンピシンの UGT の誘導作用によるミコフェノール酸の代謝亢進であると考えられている。

[参考文献]
1) Kuypers DR, Verleden G, Naesens M, et al. Drug interaction between mycophenolate mofetil and rifampin: possible induction of uridine diphosphate-glucuronosyltransferase. Clin Pharmacol Ther. 2005; 78: 81-8.【Ⅴ】

CQ 2-27 プロトンポンプ阻害薬の併用有無が変わる場合，血中濃度確認は必要か。

Answer
プロトンポンプ阻害薬の併用有無が変わった時には，ミコフェノール酸の血中濃度を測定する。

[推奨度 B]

[Explanation]

心移植患者において，プロトンポンプ阻害薬併用時にミコフェノール酸の AUC_{0-12} が 25％低下する。プロトンポンプ阻害薬の胃の pH 上昇作用によるミコフェノール酸モフェチルの溶解性の低下が原因であると考えられている。

[参考文献]
1) Kofler S, Shvets N, Bigdeli AK, et al. Proton pump inhibitors reduce mycophenolate exposure in heart transplant recipients-a prospective case-controlled study. Am J Transplant. 2009; 9: 1650-

6.【Ⅳ】
2) Miura M, Satoh S, Inoue K, et al. Influence of lansoprazole and rabeprazole on mycophenolic acid pharmacokinetics one year after renal transplantation. Ther Drug Monit. 2008; 30: 46-51.【Ⅳ】
3) Kuypers DR, Le Meur Y, Cantarovich M, et al.; Transplantation Society (TTS) Consensus Group on TDM of MPA. Consensus report on therapeutic drug monitoring of mycophenolic acid in solid organ transplantation. Clin J Am Soc Nephrol. 2010; 5: 341-58.【Ⅵ】

CQ 2-28 ステロイドの用量変更時には血中濃度確認は必要か。

Answer

ステロイドの投与量変更前後では，ミコフェノール酸の血中濃度を測定する。

[推奨度 B]

[Explanation]

ステロイドの高用量群に比べ，低用量群では，ミコフェノール酸の AUC_{0-12} が 50% 上昇する。その上昇はステロイドの薬物代謝酵素誘導作用による代謝亢進が原因であると考えられている。

[参考文献]
1) Cattaneo D, Perico N, Gaspari F, et al. Glucocorticoids interfere with mycophenolate mofetil bioavailability in kidney transplantation. Kidney Int. 2002; 62: 1060-7.【Ⅳ】

CQ 2-29 シプロフロキサシンまたはアモキシシリン・クラブラン酸の併用有無が変わる場合，血中濃度確認は必要か。

Answer

これらの抗菌薬の併用有無が変わった時にはミコフェノール酸の血中濃度を測定する。

[推奨度 B]

[Explanation]

抗菌薬（シプロフロキサシン，アモキシシリン・クラブラン酸）の併用により，ミコフェノール酸のトラフ値が 54% 低下する。抗菌薬により，ミコフェノール酸の腸肝循環が阻害される（腸内細菌によるグルクロン酸抱合体の脱抱合が阻害される）ことが原因であると考えられている。

[参考文献]
1) Borrows R, Chusney G, Loucaidou M, et al. The magnitude and time course of changes in mycophenolic acid 12-hour predose levels during antibiotic therapy in mycophenolate mofetil-based renal transplantation. Ther Drug Monit. 2007; 29: 122-6.【Ⅳ】

8 測定法

CQ 2-30　どのような測定機器（方法）があるか。

Answer
HPLC-UV 法，EMIT 法，PETINIA 法，Enzyme-mimicking assay 法，LC-MS/MS 法，HPLC-FL 法がある。　　　　　　　　　　　　　　　　　　　[推奨度は特に設定しない]

[Explanation]
　一般に HPLC-UV 法，EMIT 法，PETINIA 法，Enzyme-mimicking assay 法が用いられている。遊離体濃度などの高感度測定には，LC-MS/MS 法や HPLC-FL 法が有用である。

[参考文献]
1) Shen J, Jiao Z, Yu YQ, et al. Quantification of total and free mycophenolic acid in human plasma by liquid chromatography with fluorescence detection. J Chromatogr B Analyt Technol Biomed Life Sci. 2005; 817: 207-13.【Ⅳ】
2) Brandhorst G, Streit F, Goetze S, et al. Quantification by liquid chromatography tandem mass spectrometry of mycophenolic acid and its phenol and acyl glucuronide metabolites. Clin Chem. 2006; 52: 1962-4.【Ⅳ】

CQ 2-31　測定法ごとに精度に違いがあるか。

Answer
HPLC-UV 法に比べ，EMIT 法や PETINIA 法では測定値が 7～19％ほど高値を示す。EMIT 法では，併用するカルシニューリン阻害薬の種類によって交差反応性が変わるため，測定値の取り扱いに注意する。Enzyme-mimicking assay 法では比較的交差反応性が少ない。　　　　　　　　　　　　　　　　　　　　　　　　　　　　[推奨度 B]

[Explanation]
　アシルグルクロン酸抱合体との交差反応のために，EMIT 法や PETINIA 法では HPLC-UV 法に比べ，測定値が高値を示す。また，アシルグルクロン酸抱合体の血中濃度がシクロスポリンの影響を受けるため，タクロリムスの併用患者に比べて，シクロス

表12　LC-MS/MS, EMIT, PETINIA, Enzyme-mimicking assayの特徴（ミコフェノール酸）

測定法	LC-MS/MS	EMIT	PETINIA	Enzyme-mimicking assay
システム		Viva-E cobas®	Dimension	cobas®
メーカー		シーメンス・ヘルスケア・ダイアグノスティクス	シーメンス・ヘルスケア・ダイアグノスティクス	ロシュ・ダイアグノスティックス
前処理（時間）	1時間	不要	不要	不要
実効感度（μg/mL）	0.1	0.2	0.2	0.4
日内・日間CV（%）	6.4〜8.0	2.2〜5.6	≦10	日内：0.7〜2.4 日間：1.0〜3.6
測定時間（分）	30分	15分	7分	10分
必要検体量（μL）	300	150	150	150
活性代謝物との交差反応性（原理）	なし（MS/MS）	あり（免疫）	あり（免疫）	あり（酵素）

ポリンの併用患者では交差反応が大きい。一部の報告では，シクロスポリン併用時には交差反応が大きいことから，EMIT法やPETINIA法でのミコフェノール酸の血中濃度測定は推奨していない。腎移植前などの腎機能障害時もグルクロン酸抱合体が体内に蓄積されているため，EMIT法やPETINIA法は推奨されない。一方，Enzyme-mimicking assay法では比較的交差反応性が少ない。なお，代表的な測定法について表12にまとめる（表中の数値については，可能な限り試薬メーカーの添付文書から引用）。

[参考文献]

1) Prémaud A, Rousseau A, Picard N, et al. Determination of mycophenolic acid plasma levels in renal transplant recipients co-administered sirolimus: comparison of an enzyme multiplied immunoassay technique (EMIT) and liquid chromatography-tandem mass spectrometry. Ther Drug Monit. 2006; 28: 274-7.【Ⅳ】

2) Chen B, Gu Z, Chen H, et al. Establishment of high-performance liquid chromatography and enzyme multiplied immunoassay technology methods for determination of free mycophenolic acid and its application in Chinese liver transplant recipients. Ther Drug Monit. 2010; 32: 653-60.【Ⅳ】

3) Martiny D, Macours P, Cotton F, et al. Reliability of mycophenolic acid monitoring by an enzyme multiplied immunoassay technique. Clin Lab. 2010; 56: 345-53.【Ⅳ】

4) Mino Y, Naito T, Otsuka A, et al. Cyclosporine concentration-dependent increase in concentration ratio of mycophenolic acid acyl and phenol glucuronides to mycophenolic acid in stable kidney transplant recipients. Clin Biochem. 2009; 42: 595-601.【Ⅳ】

5) Decavele AS, Favoreel N, Heyden FV, et al. Performance of the Roche Total Mycophenolic Acid® assay on the Cobas Integra 400®, Cobas 6000® and comparison to LC-MS/MS in liver transplant patients. Clin Chem Lab Med. 2011; 49: 1159-65.【Ⅳ】

9 遺伝子多型

CQ 2-32 遺伝子多型の診断は必要か。

Answer
日本人では遺伝子多型の診断の必要はない。　　　　　　　　　　　　　　　　　　［推奨度 D］

[Explanation]

　UGT1A9 の T-275A または C-2152T を有している患者では，ミコフェノール酸のグルクロン酸抱合が低下し，ミコフェノール酸の AUC_{0-12} が約 2 倍上昇する。UGT1A9 T-275A および C-2152T のキャリアは，白人ではそれぞれ，17％，13％である。しかし，アジア人においては，UGT1A9 T-275A および C-2152T のキャリアは 0％である。日本人では，UGT1A9 T-275A および C-2152T の評価の必要はない。現在，日本人ではこの他の遺伝子多型の診断の必要性を示唆するエビデンスはない。一方，複数の論文において，SLCO1B3 の遺伝子多型がミコフェノール酸の薬物動態に影響を及ぼすことが報告されている。

[参考文献]

1) Kuypers DR, Naesens M, Vermeire S, et al. The impact of uridine diphosphate-glucuronosyltransferase 1A9 (UGT1A9) gene promoter region single-nucleotide polymorphisms T-275A and C-2152T on early mycophenolic acid dose-interval exposure in de novo renal allograft recipients. Clin Pharmacol Ther. 2005; 78: 351-61.【Ⅳ】
2) Tett SE, Saint-Marcoux F, Staatz CE, et al. Mycophenolate, clinical pharmacokinetics, formulations, and methods for assessing drug exposure. Transplant Rev(Orlando). 2011; 25: 47-57.【Ⅰ】
3) Mazidi T, Rouini MR, Ghahremani MH, et al. Impact of UGT1A9 polymorphism on mycophenolic acid pharmacokinetic parameters in stable renal transplant patients. Iran J Pharm Res. 2013; 12: 547-56.【Ⅳ】
4) Fukuda T, Goebel J, Cox S, et al. UGT1A9, UGT2B7, and MRP2 genotypes can predict mycophenolic acid pharmacokinetic variability in pediatric kidney transplant recipients. Ther Drug Monit. 2012; 34: 671-9.【Ⅳ】
5) Inoue K, Miura M, Satoh S, et al. Influence of UGT1A7 and UGT1A9 intronic I399 genetic polymorphisms on mycophenolic acid pharmacokinetics in Japanese renal transplant recipients. Ther Drug Monit. 2007; 29: 299-304.【Ⅳ】
6) Picard N, Yee SW, Woillard JB, et al. The role of organic anion-transporting polypeptides and their common genetic variants in mycophenolic acid pharmacokinetics. Clin Pharmacol Ther. 2010; 87: 100-8.【Ⅳ】
7) Miura M, Kagaya H, Satoh S, et al. Influence of drug transporters and UGT polymorphisms on pharmacokinetics of phenolic glucuronide metabolite of mycophenolic acid in Japanese renal transplant recipients. Ther Drug Monit. 2008; 30: 559-64.【Ⅳ】

10 その他

CQ 2-33 シクロスポリンとタクロリムスを切り替える際のミコフェノール酸モフェチルの投与量の変更は必要か。

Answer

シクロスポリン併用患者において，タクロリムス併用患者と同等のミコフェノール酸の血中濃度を得るには，増量が必要である。カルシニューリン阻害薬の切り替え時にはミコフェノール酸の血中濃度を測定する。　　　　　　　　　　　　　　　　　　　　　　　　[推奨度 A]

[Explanation]

　腎移植患者において，シクロスポリン併用時にミコフェノール酸のトラフ値が 55% 低下する。また，シクロスポリン併用患者では，タクロリムス併用患者に比べて，ミコフェノール酸の AUC_{0-12} が 30〜40% 低い。シクロスポリンによる OATP1B3 および 1B1 の阻害によるグルクロン酸抱合体の再取り込みの阻害によるものと考えられている。

[参考文献]

1) Smak Gregoor PJ, van Gelder T, Hesse CJ, et al. Mycophenolic acid plasma concentrations in kidney allograft recipients with or without cyclosporin: a cross-sectional study. Nephrol Dial Transplant. 1999; 14: 706-8.【Ⅲ】
2) Grinyó JM, Ekberg H, Mamelok RD, et al. The pharmacokinetics of mycophenolate mofetil in renal transplant recipients receiving standard-dose or low-dose cyclosporine, low-dose tacrolimus or low-dose sirolimus: the Symphony pharmacokinetic substudy. Nephrol Dial Transplant. 2009; 24: 2269-76.【Ⅱ】

CQ 2-34 ミコフェノール酸モフェチルのカプセル剤と懸濁用剤を切り替える際の投与量換算比は。

Answer

ミコフェノール酸モフェチルのカプセル剤と懸濁用剤の生物学的利用率は同等とみなせるため同投与量でよい。　　　　　　　　　　　　　　　　　　　　　　　　　　　　[推奨度 A]

[Explanation]

　カプセル剤と懸濁用剤の生物学的同等性について，臨床使用する際には同等とみなせる（中外製薬の社内資料）。

[参考文献]

1) セルセプト® インタビューフォーム（2017 年 11 月改定，第 22 版）

CQ 2-35 貧血はミコフェノール酸の体内動態に影響を及ぼすか。

Answer
ミコフェノール酸の体内動態には貧血の影響を考慮しない。　　　　　　　　　　[推奨度 A]

[Explanation]
　ミコフェノール酸のほとんどが血漿分画に存在し，その血球との分配が濃度や温度の影響を受けないためである。

[参考文献]
1) Langman LJ, LeGatt DF, Yatscoff RW. Blood distribution of mycophenolic acid. Ther Drug Monit. 1994; 16: 602-7.【Ⅳ】

CQ 2-36 後発医薬品に切り替える場合，血中濃度測定のタイミングや目標血中濃度域を調節する必要があるか。

Answer
先発医薬品と後発医薬品の切り替えの際（特に保険薬局において）は，TDM の頻度を上げて切り替え前後の血中濃度推移を確認する。他施設の患者の場合は，主治医や当該病院の担当薬剤師，かかりつけ薬剤師との連携を密接に図ることが望ましい。
　　　　　　　　　　　　　　　　　　　　　　　　　　　　　　　[推奨度は特に設定しない]

[Explanation]
　CQ1-31（P83）を参照。

3. エベロリムス（心移植，腎移植，肝移植）

1 TDM の適応

- エベロリムスの投与を受けているすべての心移植患者，腎移植患者，肝移植患者において TDM を推奨する。
- 注：肝移植患者への使用は 2018 年 2 月に適応追加されたばかりのため，エビデンスの集積はこれからであり，添付文書を十分に参照して使用することが推奨される。

2 PK パラメータ

パラメータ	心移植	腎移植*
F	0.11〜0.16	1.0（固定）
Vd (L)	875	148
CL/F (L/hr)	16〜19	17.9
$T_{1/2}$ (hr)	25〜43	
血球移行性 (%)	82〜87	
タンパク結合率 (%)	74	

＊2014 年版では標準治療であったシクロスポリンとの併用症例由来の結果を示した（Vd：110L, CL/F：8.8 L/hr）。一方，最近のエベロリムス使用例ではタクロリムスとの併用が中心であることから，今版では腎移植後 6 カ月以上，容態安定およびカルシニューリン阻害薬を併用していない 53 例の患者由来のデータを示すこととした。なお，本データの F は 1.0 と固定したうえでの解析結果である。

[参考文献]

1) Kovarik JM, Hsu CH, McMahon L, et al. Population pharmacokinetics of everolimus in de novo renal transplant patients: impact of ethnicity and comedications. Clin Pharmacol Ther. 2001; 70: 247-54.【Ⅱ】
2) McMahon LM, Luo S, Hayes M, et al. High-throughput analysis of everolimus (RAD001) and cyclosporin A (CsA) in whole blood by liquid chromatography/mass spectrometry using a semi-automated 96-well solid-phase extraction system. Rapid Commun Mass Spectrom. 2000; 14: 1965-71.【Ⅳ】
3) Kirchner GI, Meier-Wiedenbach I, Manns MP. Clinical pharmacokinetics of everolimus. Clin Pharmacokinet. 2004; 43: 83-95.【Ⅰ】
4) Moes DJ, Press RR, den Hartigh J, et al. Population pharmacokinetics and pharmacogenetics of everolimus in renal transplant patients. Clin Pharmacokinet. 2012; 51: 467-80.【Ⅰ】
5) Uchida K, Hoshinaga K, Watarai Y, et al.; A1202 PK Study Group. Pharmacokinetics of everolimus when combined with cyclosporine in Japanese de novo renal transplant recipients. Transplant Proc. 2014; 46: 1314-8.【Ⅳ】

3 TDM の方法（採血ポイントなど）

a. 測定試料

CQ 3-1　測定試料は何を用いるか。

Answer
全血を用いる。　　　　　　　　　　　　　　　　　　　　　　　　　　　　　　［推奨度 A］

[Explanation]

　エベロリムスの赤血球への移行率は 82〜87％と高いため，血中濃度の測定は全血を用いる。

[参考文献]
1) McMahon LM, Luo S, Hayes M, et al. High-throughput analysis of everolimus（RAD001）and cyclosporin A（CsA）in whole blood by liquid chromatography/mass spectrometry using a semi-automated 96-well solid-phase extraction system. Rapid Commun Mass Spectrom. 2000; 14: 1965-71.【Ⅳ】
2) Brignol N, McMahon LM, Luo S, et al. High-throughput semi-automated 96-well liquid/liquid extraction and liquid chromatography/mass spectrometric analysis of everolimus（RAD 001）and cyclosporin a（CsA）in whole blood. Rapid Commun Mass Spectrom. 2001; 15: 898-907.【Ⅳ】
3) https://www.accessdata.fda.gov/drugsatfda_docs/nda/2010/021560s000_zortress_toc.cfm【Ⅰ】
4) サーティカン® インタビューフォーム（2018 年 2 月改定，第 10 版）

CQ 3-2　どの採血管を使用するのか。

Answer
EDTA・2Na または EDTA・2K の採血管を用いる。　　　　　　　　　　　　　　［推奨度 A］

[Explanation]

　シクロスポリン，タクロリムスおよびミコフェノール酸の測定と共用できるため，実臨床では EDTA・2Na，2K が好まれる。

[参考文献]
1) Capone D, Gentile A, Polichetti G, et al. Stability of sirolimus and everolimus measured by immunoassay techniques in whole blood samples from kidney transplant patients. Int J Immunopathol Pharmacol. 2008; 21: 297-307.【Ⅳ】

CQ 3-3　検体保存は冷所か常温か。

Answer
1 週間以内に測定する短期保存の場合は冷蔵，長期保存が必要な場合は冷凍（−20℃以下）で保存する。
[推奨度 A]

[Explanation]
　　長期保存に関するデータとして−20℃で少なくとも 28 日（±6％），−80℃で 8 カ月まで安定であるという報告がある。

[参考文献]
1) Mabasa VH, Ensom MH. The role of therapeutic monitoring of everolimus in solid organ transplantation. Ther Drug Monit. 2005; 27: 666-76.【Ⅳ】

b. 採血ポイント（タイミング）

CQ 3-4　採血はどのタイミングで行うべきか。

Answer　心移植
トラフ濃度と AUC の間に良好な相関関係（r=0.90）が認められているため，トラフ濃度の測定が推奨される。
[推奨度 A]

Answer　腎移植，肝移植
トラフ濃度の測定が推奨される。
[推奨度 A]

[Explanation]
　　血中濃度に基づく臨床効果および安全性の評価は，トラフ値を指標にしている。トラフ値が低値（3.0 ng/mL 未満）の場合，心移植後の急性拒絶反応の発現率が高まる。副作用の一つである血小板減少症の発現は，トラフ値の上昇と関連する。

[参考文献]
1) Kovarik JM, Eisen H, Dorent R, et al. Everolimus in de novo cardiac transplantation: pharmacokinetics, therapeutic range, and influence on cyclosporine exposure. J Heart Lung Transplant. 2003; 22: 1117-25.【Ⅱ】
2) Starling RC, Hare JM, Hauptman P, et al. Therapeutic drug monitoring for everolimus in heart transplant recipients based on exposure-effect modeling. Am J Transplant. 2004; 4: 2126-31.【Ⅱ】
3) Kovarik JM, Hsu CH, McMahon L, et al. Population pharmacokinetics of everolimus in de novo renal transplant patients: impact of ethnicity and comedications. Clin Pharmacol Ther. 2001; 70: 247-54.【Ⅱ】

CQ 3-5　最初に測定するタイミングは投与開始何日目か。

Answer　心移植，腎移植（容態の安定した患者への導入），肝移植（移植後4週以降に導入）

血中濃度の測定は，初回投与または用量変更後，3〜4日以上経過し1週間以内に実施することが望ましい。以後，血中濃度が安定するまで2〜3日に1回トラフ値をモニタリングする。

[推奨度 B]

Answer　de novo 腎移植

移植術直後の免疫抑制療法導入からエベロリムスを投与する場合は，併用するカルシニューリン阻害薬と合わせて投与開始翌日，または翌々日のトラフ値をモニタリングする。

[推奨度 B]

[Explanation]

　エベロリムスの消失半減期は25〜43時間であるため，血中濃度が定常状態に達するまで4日〜1週間を要する。移植術後容態が安定している患者への導入におけるエベロリムス投与開始後または用量変更後のTDMの実施（トラフ値の測定）は，実臨床では1週間が目安となる。一方，de novo 移植患者への投与においては，併用するカルシニューリン阻害薬の血中濃度とのバランスを考慮した目標濃度を設定することから，測定開始は併用するカルシニューリン阻害薬の測定に合わせることが望ましい。

[参考文献]

1) Kovarik JM, Eisen H, Dorent R, et al. Everolimus in de novo cardiac transplantation: pharmacokinetics, therapeutic range, and influence on cyclosporine exposure. J Heart Lung Transplant. 2003; 22: 1117-25.【Ⅱ】
2) Rostaing L, Christiaans MH, Kovarik JM, et al. The pharmacokinetics of everolimus in de novo kidney transplant patients receiving tacrolimus: an analysis from the randomized ASSET study. Ann Transplant. 2014; 19: 337-45.【Ⅱ】

c. 測定頻度

CQ 3-6　測定頻度はどのようにすればよいか。

Answer　心移植，腎移植（容態の安定した患者への導入），肝移植（移植後4週以降）に導入

エベロリムス導入後1カ月目および急性期の測定頻度は週1回。維持期および外来時での測定頻度は，エベロリムス導入後2〜6カ月は2週間に1回，6〜12カ月は月に1回，12カ月以降は2カ月に1回を目安とする。

[推奨度 B]

Answer de novo 移植患者

エベロリムス導入後1カ月目までの測定頻度は週2回を目安とする。維持期および外来時での測定頻度は，エベロリムス導入後2カ月目までは1週間に1回，3〜6カ月は2週間に1回，6〜12カ月は月に1回，12カ月以降は2カ月に1回を目安とする。

[推奨度 B]

[Explanation]

　測定頻度は，エベロリムス導入後の患者の臨床経過と経済性を考慮して決定する。そもそもエベロリムスの動態特性において個体間変動はカルシニューリン阻害薬に比較して小さいため頻回のTDMは不要と考えられるが，実臨床においては併用するカルシニューリン阻害薬の測定タイミングに合わせてTDMを実施することが望ましい。

[参考文献]

1) Hummel M. Recommendations for use of Certican (everolimus) after heart transplantation: results from a German and Austrian Consensus Conference. J Heart Lung Transplant. 2005; 24: S196-200.【Ⅳ】
2) Shipkova M, Hesselink DA, Holt DW, et al. Therapeutic drug monitoring of everolimus: a consensus report. Ther Drug Monit. 2016; 38: 143-69.【Ⅵ】

4　目標血中濃度

CQ 3-7　目標血中濃度はどれくらいか。

Answer 心移植，腎移植，肝移植

タクロリムス，シクロスポリンのいずれを併用する場合でも推奨される目標血中濃度は3.0〜8.0 ng/mLである。

[推奨度 B]

[Explanation]

　心移植患者を対象としてエベロリムス1.5または3.0 mg/dayを投与した海外での試験（シクロスポリンマイクロエマルジョン製剤，副腎皮質ステロイド併用）において，有効治療域の下限3 ng/mL未満では急性拒絶反応の発症率が高く（44％），上限の8 ng/mLを超える血中濃度では血小板減少症の発現率（10％）が高まることが明らかにされている。

　腎移植患者において，海外の臨床研究の結果では心移植と同様にトラフ値（LC-MS/MS法で測定）3.0 ng/mLが治療域の下限値とされている。一方，治療域の上限については8.0 ng/mL以上の症例数が少ないことから不明とされているが，経験上8.0 ng/mL

未満に調整することが推奨されている。

　肝移植の場合は，de novo での使用は原則しない。移植後4週以降の使用開始を原則とし，1回1.0 mg を1日2回から開始する。

[参考文献]
1) Starling RC, Hare JM, Hauptman P, et al. Therapeutic drug monitoring for everolimus in heart transplant recipients based on exposure-effect modeling. Am J Transplant. 2004; 4: 2126-31.【Ⅱ】
2) Kovarik JM, Eisen H, Dorent R, et al. Everolimus in de novo cardiac transplantation: pharmacokinetics, therapeutic range, and influence on cyclosporine exposure. J Heart Lung Transplant. 2003; 22: 1117-25.【Ⅱ】
3) Kovarik JM, Kaplan B, Tedesco Silva H, et al. Exposure-response relationships for everolimus in de novo kidney transplantation: defining a therapeutic range. Transplantation. 2002; 73: 920-5.【Ⅲ】
4) Lorber MI, Ponticelli C, Whelchel J, et al. Therapeutic drug monitoring for everolimus in kidney transplantation using 12-month exposure, efficacy, and safety data. Clin transplant. 2005; 19: 145-52.【Ⅲ】

5 投与設計

CQ 3-8 内服は食前か食後か空腹時か。

Answer

エベロリムスの体内動態の変動を最小限に抑えるために，服用は，食前，食後または空腹時のいずれか一定の条件下で行う。　　　　　　　　　　　　　　　　　[推奨度 A]

[Explanation]

　健常成人男性24例に，空腹時と高脂肪食摂取後にエベロリムス2.0 mg/回を単回投与したクロスオーバー試験において，空腹時に比べて高脂肪食摂取後のエベロリムスの T_{max} は1.25時間遅延し，C_{max} は60%，AUC は16%低下した。また，腎移植後患者6例を対象に同様の試験を行ったところ，空腹時に比べて高脂肪食摂取後のエベロリムスの T_{max} は1.75時間遅延し，C_{max} は53%，AUC は21%低下した。

[参考文献]
1) Kovarik JM, Hartmann S, Figueiredo J, et al. Effect of food on everolimus absorption: quantification in healthy subjects and a confirmatory screening in patients with renal transplants. Pharmacotherapy. 2002; 22: 154-9.【Ⅱ】

6 特定の背景を有する患者など

CQ 3-9 腎機能障害患者へはどう対応すればよいか。

Answer

腎機能の変動はエベロリムスの薬物動態に影響を及ぼさないため，腎機能障害患者に対しては，エベロリムスの減量を必要としない。　　　　　　　　　　　　　　　　　　　[推奨度 B]

[Explanation]

　　腎移植後患者における移植後の腎機能障害はエベロリムスの薬物動態に影響を及ぼさない。エベロリムスは主に肝（CYP3A4）で代謝され，その代謝物のほとんどが，糞便中に排泄され（80～98％），尿中への排泄はわずかである（2～5％）。エベロリムス未変化体の尿中および糞便中への排泄は認められていない。

[参考文献]
1) Kirchner GI, Meier-Wiedenbach I, Manns MP. Clinical pharmacokinetics of everolimus. Clin Pharmacokinet. 2004; 43: 83-95.【Ⅳ】

CQ 3-10 肝機能障害患者へはどう対応すればよいか。

Answer

エベロリムスの血中濃度は，肝機能の影響を受ける。Child-Pugh 分類クラス A または B の肝機能障害患者で，ビリルビン＞2.0 mg/dL，アルブミン＜3.5 g/dL，INR＞1.3 の 3 項目のうち，2 項目以上に該当する場合は，投与量を 1/2 に減量する。　　　[推奨度 A]

[Explanation]

　　中等度の肝機能障害（Child-Pugh 分類クラス B，スコア 7～9）を有する腎移植後患者 8 例にエベロリムス 2.0 mg/回を単回投与した試験において，健常成人と比べてエベロリムスのクリアランスが 53％減少し，AUC は 2.1 倍増大，消失半減期は 1.8 倍遷延した。エベロリムスの AUC はビリルビン値と正の相関（r＝0.86）を，アルブミン値と負の相関（r＝－0.72）を示す。軽度から中等度の肝機能障害では投与量を通常量の 50％に減量することを考慮する。また，適宜血中濃度を確認し，投与量を調整する。

[参考文献]
1) Kovarik JM, Sabia HD, Figueiredo J, et al. Influence of hepatic impairment on everolimus pharmacokinetics: implications for dose adjustment. Clin Pharmacol Ther. 2001; 70: 425-30.【Ⅳ】

CQ 3-11 小児,高齢者,妊婦・授乳婦,血液透析患者へはどう対応すればよいか。

Answer

エベロリムスの CL/F は体表面積と体重に比例するので,小児用量はそれらを用いて求める。若年成人と高齢者(65〜70歳)の患者でエベロリムスの薬物動態に明らかな差はないため,高齢者に対する初期投与量は通常量でよい。胎盤透過性と乳汁移行性が確認されている(ラット)。透析性に関するデータはない。　　　　　　　　　　　　　[推奨度 C]

[Explanation]

　小児腎移植患者においてエベロリムスの CL/F は,患者の年齢(1〜16歳),体表面積(0.49〜1.92 m^2),体重(11〜77 kg)に比例して直線的に増加する。腎移植患者で検討した加齢に伴う CL/F の低下は1歳あたり 0.33% と小さいため,高齢患者であっても初期用量の減量は必要ない。

[参考文献]
1) サーティカン® インタビューフォーム(2018年2月改定,第10版)

CQ 3-12 移植術後に侵襲性の高い外科的処置の必要な場合(心移植)はどう対応すればよいか。

Answer

1週間程度前からエベロリムスをミコフェノール酸モフェチルなどにいったん変更し,処置後,創傷治癒を確認してからエベロリムスに戻す。　　　　　　　　　　　　　　[推奨度 C]

[Explanation]

　エベロリムスは,創傷治癒遅延が問題とされるため,侵襲性の強い外科的処置を行う場合にはいったん休薬する。この場合の外科的処置とは,表皮に留まらないほとんどの手術を意味する。抜歯や表皮に留まる外科的処置の場合は,抜糸を遅らせるなど,創傷治癒を確認しながら加療する。心臓カテーテル検査(心筋生検を含む),経皮的冠動脈形成術などは,本剤使用下でも創部に注意を払うことで,安全に行える。なお,経皮的体外循環が必要となった場合に,カニューラ挿入時に皮膚切開を要した場合は,傷が治りにくいので,抜糸を2週間程度まで遅らせる必要がある。ペースメーカー植え込み・交換の場合は,一時的な変更が必要である。

　一時的にエベロリムスをミコフェノール酸モフェチルに変更する場合は,エベロリムスの中止と同時にミコフェノール酸モフェチル(500〜1,000 mg を1日2回:白血球数

を考慮）を投与する．エベロリムスの投与を中止すると，カルシニューリン阻害薬のトラフ値は変動する（多くは低下する．本剤の消失半減期は25〜43時間なので1週間程度影響する）ので，目標トラフ値を維持するよう頻回（1〜2日に1回）に血中濃度を測定し，用量調節を行う．本剤の血中濃度は中止後も2〜3日に1回モニタリングを継続し，測定感度以下になることを確認する．

　本剤をカルシニューリン阻害薬に変更する場合（稀に本剤単剤または本剤とミコフェノール酸モフェチルで管理する場合）は，カルシニューリン阻害薬と併用投与し，カルシニューリン阻害薬が目標トラフ値に達してから本剤を中止する．本剤中止後1週間程度は，カルシニューリン阻害薬のトラフ値が変動しやすいので，頻回（1〜2日に1回）に血中濃度を測定する．本剤の血中濃度は中止後も2〜3日に1回モニタリングを継続し，測定感度以下になることを確認する．

7 薬物相互作用

CQ 3-13 薬物相互作用で血中濃度が上がるものは？

Answer

アゾール系抗真菌薬（イトラコナゾール，ボリコナゾール，フルコナゾールなど），マクロライド系抗生物質（エリスロマイシン，クラリスロマイシン，テリスロマイシンなど），カルシウム拮抗薬（ベラパミル，ニカルジピン，ジルチアゼムなど），HIVプロテアーゼ阻害薬（ネルフィナビル，インジナビル，ホスアンプレナビル，リトナビルなど），DAA（直接型HCV治療薬）（パリタプレビル，オムビタスビル，リトナビルの配合剤であるヴィキラックス®），グレープフルーツジュース，シクロスポリンなどがある．これらを併用する場合は，エベロリムス血中濃度の測定頻度を増やす． [推奨度A]

[Explanation]

　エベロリムスは，CYP3A4とP糖タンパク質の基質であり，CYP3A4やP糖タンパク質の阻害薬でもあるため，上記薬剤を併用した場合，エベロリムスの血中濃度が上昇する．

　健常成人16例にエリスロマイシン（1,500 mg/day）を反復投与した後，エベロリムス2.0 mgを単回投与したところ，C_{max}とAUCが単独投与と比較してそれぞれ2倍と4.4倍に増加した．

　健常成人16例にベラパミル（240 mg/day）を反復投与した後，エベロリムス2.0 mgを単回投与したところ，C_{max}とAUCが単独投与と比較してそれぞれ2.3倍と3.5倍に増加した．また，エベロリムス単回投与後のベラパミルのトラフ濃度も2倍に上昇した．

　健常成人12例にシクロスポリンマイクロエマルジョン製剤（175 mg：ネオーラル®）

とエベロリムス（2.0 mg）を単回併用投与したところ，エベロリムスの C_{max} と AUC が単独投与と比較してそれぞれ 1.8 倍と 2.7 倍に増加した．一方，サンディミュン®併用ではこのような影響は認められなかった．

　腎移植患者において，エベロリムス併用はタクロリムスの血中濃度推移に対し有意な影響を与えないことが報じられている．タクロリムスとエベロリムスそれぞれの臨床使用濃度を考えると，代謝酵素の拮抗反応が起こりにくく，タクロリムスはエベロリムスの血中濃度推移に影響を与えないことが予想される．

[参考文献]
1) Kovarik JM, Beyer D, Bizot MN, et al. Effect of multiple-dose erythromycin on everolimus pharmacokinetics. Eur J Clin Pharmacol. 2005; 61: 35-8.【Ⅲ】
2) Kovarik JM, Beyer D, Bizot MN, et al. Pharmacokinetic interaction between verapamil and everolimus in healthy subjects. Br J Clin Pharmacol. 2005; 60: 434-7.【Ⅲ】
3) Kovarik JM, Kalbag J, Figueiredo J, et al. Differential influence of two cyclosporine formulations on everolimus pharmacokinetics: a clinically relevant pharmacokinetic interaction. J Clin Pharmacol. 2002; 42: 95-9.【Ⅲ】
4) サーティカン®インタビューフォーム（2016 年 9 月改定，第 9 版）
5) Niioka T, Kagaya H, Saito M, et al. Influence of everolimus on the pharmacokinetics of tacrolimus in Japanese renal transplant patients. Imt J Urol. 2016; 23: 484-90.【Ⅲ】

CQ 3-14　薬物相互作用で血中濃度が下がるものは？

Answer

リファンピシン，抗てんかん薬（フェノバルビタール，フェニトイン，カルバマゼピンなど），抗 HIV 薬（エファビレンツ，ネビラピンなど），セイヨウオトギリソウ含有食品がある．

[推奨度 A]

[Explanation]

　CYP3A4 の誘導薬である上記薬剤などとエベロリムスを併用した場合，エベロリムスの代謝が促進され，血中濃度が低下する．健常成人 12 例にリファンピシン（600 mg/day）を 8 日間投与した後，エベロリムス 4.0 mg を単回投与したところ，エベロリムスの CL/F が 172％上昇し，C_{max} と AUC が単独投与と比較してそれぞれ 58％と 63％低下した．また，消失半減期も平均 32 時間から 24 時間に短縮した．

[参考文献]
1) Kovarik JM, Hartmann S, Figueiredo J, et al. Effect of rifampin on apparent clearance of everolimus. Ann Pharmacother. 2002; 36: 981-5.【Ⅲ】
2) サーティカン®インタビューフォーム（2016 年 9 月改定，第 9 版）

8 測定法

CQ 3-15 どのような測定機器（方法）があるか。

Answer

LC-MS/MS 法，HPLC-UV 法，ELISA 法（測定キット：Innofluor Certican Assay System, Thermo Scientific），LTIA 法，ECLIA 法でエベロリムス血中濃度の測定が可能である。

［推奨度は特に設定しない］

[Explanation]

　国内では，LC-MS/MS 法と FPIA 法（既に販売中止）が主要な測定法であったが，2013 年に LTIA 法による測定キット（ナノピア®TDM　エベロリムス：積水メディカル），2016 年に ECLIA 法が発売された。添付文書における本キットでの測定値は，国内での臨床性能試験において，LC-MS/MS 法の測定値と比較して若干低値を示す傾向が確認されている〔心移植患者の検体を使用：y（LTIA 法）＝ $0.96x$（LC-MS/MS 法）＋ 0.31（$r=0.946$），結節性硬化症に伴う上衣下巨細胞性星細胞腫の検体を使用：y（LTIA 法）＝ $0.87x$（LC-MS/MS 法）＋ 1.33（$r=0.943$）〕。エベロリムスの有効治療域として推奨値として示されている $3.0〜8.0$ ng/mL も LC-MS/MS 法での測定値を基に設定されたものである。したがって，LC-MS/MS 法以外の測定法を用いる場合は，測定法による測定値の差を評価することが求められる。臨床現場において LTIA 法と LC-MS/MS 法および FPIA 法との相関を調べたところ，良好な相関性が認められた〔y（LTIA 法）＝ $0.91x$（LC-MS/MS 法）＋ 0.35（$r=0.979$），y（LTIA 法）＝ $0.966x$（FPIA 法）－ 0.440（$r=0.942$）〕。LTIA 法はエベロリムス代謝物やシロリムスに交差反応性を示すと添付文書に記載があるため，実臨床におけるエビデンスはないものの，交差反応に注意する必要がある。

[参考文献]

1) Mueller DM, Rentsch KM. Sensitive quantification of sirolimus and everolimus by LC-MS/MS with online sample cleanup. J Chromatogr B Analyt Technol Biomed Life Sci. 2010; 878: 1007-12.【Ⅳ】
2) Dailly E, Deslandes G, Hourmant M, et al. Comparison between a liquid chromatography-tandem mass spectrometry assay and a fluorescent polarization immunoassay to measure whole blood everolimus concentration in heart and renal transplantations. J Clin Lab Anal. 2008; 22: 282-5.【Ⅳ】
3) Ceglarek U, Casetta B, Lembcke J, et al. Inclusion of MPA and in a rapid multi-drug LC-tandem mass spectrometric method for simultaneous determination of immunosuppressants. Clin Chim Acta. 2006; 373: 168-71.【Ⅳ】
4) Kaiser P, Akerboom T, Wood WG, et al. A new approach for the determination of immunosuppressive drugs using HPLC-MS/MS and Cs+ adducts. Ger Med Sci. 2006; 4: Doc01.【Ⅳ】

5) ナノピア® TDM エベロリムス　添付文書　第3版（2016年5月改訂）
6) Mori K, Kimura S, Matsui M, et al. Latex-enhanced turbidimetric immunoassay for everolimus in whole blood using the Nanopia TDM everolimus assay with the JCA-BM6010 automatic analyzer. Ther Drug Monit. 2014; 36: 677-80.【Ⅳ】
7) 深見晴恵，阿知波雅人，渡井至彦．汎用試薬（ナノピア TDM エベロリムス）によるエベロリムス血中濃度測定の基礎的検討．医療と薬学．2013; 70: 317-21.【Ⅳ】
8) 森恵子，木村茂樹，松井昌彦，他．血中エベロリムス濃度測定試薬"ナノピア TDM エベロリムス"の基礎的検討．今日の移植．2014; 27: 73-9.【Ⅳ】
9) エクルーシス® 試薬 エベロリムス　添付文書　第2版（2017年3月改訂）
10) 笹野真，木村茂，前田育，他．血中エベロリムス濃度測定試薬"エクルーシス試薬エベロリムス"の基礎的検討．医学と薬学．2016; 73: 1321-7.【Ⅳ】
11) 末次王卓，山本奈々絵，土谷祐一，他．電気化学免疫測定法（ECLIA 法）を用いた everolimus 血中濃度測定に関する臨床的評価．移植．2017; 52: 100-7.【Ⅳ】

CQ 3-16　測定法ごとに精度に違いがあるか．

Answer

定量限界は測定法によって異なっている．LC-MS/MS 法：0.15～0.5 ng/mL（CV＜7.6％），HPLC-UV 法：1.0～5.0 ng/mL，LTIA 法：2 ng/mL（CV≦15％），ECLIA 法：0.5 ng/mL（CV≦10％）である．　　　　　　　　　　　　　　　　　　　　　　[推奨度は特に設定しない]

[Explanation]

　FPIA（polyclonal anti-body immunoassay，既に販売中止）では代謝物との交差反応性が知られている．46-ヒドロキシ体および24-ヒドロキシ体は5％未満，25-ヒドロキシ体は4～6％の交差反応性を示す．ECLIA 法については，シロリムスに交差反応するため，シロリムス投与中または直近の投与歴のある患者検体は使用しないようにとの記載が添付文書にある．LTIA 法では，添付文書にシロリムスとの交差反応性が46％と記載されている．実臨床におけるエビデンスはまだないが，シロリムス使用患者または投与歴のある患者由来の血液検体をこれらのシステムに使用する際には注意が必要である．
　なお，一般社団法人 TDM 品質管理機構が2016年に組織され，国内医療機関を対象にスパイクサンプルを用いた測定精度のサーベイ事業を展開している．国内におけるエベロリムスの測定精度サーベイは始まったばかりであるため，国内の医療機関におけるエベロリムス測定システムならびにそれぞれの精度については，参加施設の増加に伴って今後明らかになると考えられる．なお，代表的な測定法（LC-MS/MS 法，LTIA 法，ECLIA 法）について表13にまとめる（表中の数値については，可能な限り試薬メーカーの添付文書から引用）．

[参考文献]
1) Mueller DM, Rentsch KM. Sensitive quantification of sirolimus and everolimus by LC-MS/MS with online sample cleanup. J Chromatogr B Analyt Technol Biomed Life Sci. 2010; 878: 1007-12.【Ⅳ】

表13　LC-MS/MS, LTIA, ECLIA の特徴（エベロリムス）

測定法	LC-MS/MS	LTIA	ECLIA
システム		ナノピア®/汎用機器	エクルーシス®/cobas®
メーカー		積水メディカル	ロシュ・ダイアグノスティックス
前処理	1 時間	13～17 分	7 分
実効感度 (ng/mL)	0.15	2.0	0.5
日内・日間 CV (%)	≦10	≦15	≦10
測定時間 (分)	30 分	10 分 機器による	10 分
必要検体量 (μL)	150	300	300
活性代謝物との交差反応性（原理）	なし	あり（免疫）	あり（免疫）

2) Dailly E, Deslandes G, Hourmant M, et al. Comparison between a liquid chromatography-tandem mass spectrometry assay and a fluorescent polarization immunoassay to measure whole blood everolimus concentration in heart and renal transplantations. J Clin Lab Anal. 2008; 22: 282-5.【Ⅳ】
3) エクルーシス®試薬エベロリムス　添付文書　第2版（2017年3月作成）
4) ナノピア® TDM エベロリムス　添付文書　第3版（2016年5月改訂）

9 遺伝子多型

CQ 3-17　遺伝子多型（*CYP3A5*, *CYP2C19*, *ABCB1* など）の診断は必要か。

Answer

必ずしも必要ではない。　　　　　　　　　　　　　　　　　　　　　　　　　　[推奨度 C]

[Explanation]

　心移植において *CYP3A5* 遺伝子多型や *ABCB1* の影響を調査した報告ではエベロリムスの投与量や血中濃度に差を認めない。一方，2006 年の腎移植患者におけるシロリムスでの報告では *CYP3A5* 遺伝子多型の影響を受けると報告されていたが，2011 年の Picard ら，および 2014 年の Moes らのエベロリムスの報告では影響を受けないとされており，一定の見解が得られていない。

[参考文献]

1) Kniepeiss D, Renner W, Trummer O, et al. The role of CYP3A5 genotypes in dose requirements of tacrolimus and everolimus after heart transplantation. Clin Transplant. 2011; 25: 146-50.【Ⅲ】
2) Lemaitre F, Bezian E, Goldwirt L, et al. Population pharmacokinetics of everolimus in cardiac recipients: comedications, ABCB1, and CYP3A5 polymorphisms. Ther Drug Monit. 2012; 34: 686-94.【Ⅳ】

3) Le Meur Y, Djebli N, Szelag JC, et al. CYP3A5*3 influences sirolimus oral clearance in de novo and stable renal transplant recipients. Clin Pharmacol Ther. 2006; 80: 51-60.【Ⅳ】
4) Picard N, Rouguieg-Malki K, Kamar N, et al. CYP3A5 genotype does not influence everolimus in vitro metabolism and clinical pharmacokinetics in renal transplant recipients. Transplantation. 2011; 91: 652-6.【Ⅳ】
5) Shipkova M, Hesselink DA, Holt DW, et al. Therapeutic drug monitoring of everolimus: a consensus report. Ther Drug Monit. 2016; 38: 143-69.【Ⅵ】
6) Moes DJ, Swen JJ, den Hartigh J, et al. Effect of CYP3A4*22, CYP3A5*3, and CYP3A Combined Genotypes on Cyclosporine, Everolimus, and Tacrolimus Pharmacokinetics in Renal Transplantation. CPT Pharmacometrics Syst Pharmacol. 2014; 3: e100.【Ⅳ】

10 その他

CQ 3-18 エベロリムスとタクロリムスの併用は推奨されるか。

Answer

これら2剤の併用を要する場合は両剤の TDM を行いながら慎重に経過を観察することを推奨する。　　　　　　　　　　　　　　　　　　　　　　　　　　　　　［推奨度 B］

[Explanation]

　エベロリムスとタクロリムスは，イムノフィリンである FK506-binding proteins (FKBPs) を共有する。高濃度のタクロリムスの併用はエベロリムスの FKBP-12 への結合を競合阻害し，エベロリムスの作用を減弱させる相互作用が in vitro で認められている。一方，臨床使用濃度域では薬理学的な相互作用は顕在化しないだけでなく，タクロリムスの減量と副作用発現の低下につながるという報告がみられる。シクロスポリンとエベロリムスとの薬理学的な拮抗作用は認められない。

[参考文献]

1) van Rossum HH, Romijn FP, Smit NP, et al. Everolimus and sirolimus antagonize tacrolimus based calcineurin inhibition via competition for FK-binding protein 12. Biochem Pharmacol. 2009; 77: 1206-12.【Ⅲ】
2) Langer RM, Hené R, Vitko S, et al. Everolimus plus early tacrolimus minimization: a phase III, randomized, open-label, multicentre trial in renal transplantation. Transpl Int. 2012; 25: 592-602.【Ⅱ】
3) Shihab F, Christians U, Smith L, et al. Focus on mTOR inhibitors and tacrolimus in renal transplantation: pharmacokinetics, exposure-response relationships, and clinical outcomes. Transpl Immunol. 2014; 31: 22-32.【Ⅰ】
4) Mocchegiani F, Montalti R, Nicolini D, et al. Tacrolimus and Everolimus de novo versus minimization of standard dosage of Tacrolimus provides a similar renal function at one year after liver transplantation: a case-control matched-pairs analysis. Ann Transplant. 2014; 19: 545-50.【Ⅰ】
5) Peddi VR, Wiseman A, Chavin K, et al. Review of combination therapy with mTOR inhibitors and tacrolimus minimization after transplantation. Transplant Rev (Orlando). 2013; 27: 97-107.【Ⅲ】

CQ3-19 タクロリムス併用時とシクロスポリン併用時で，エベロリムスの血中濃度は異なるか。

Answer

タクロリムス併用時では，シクロスポリン併用時より，エベロリムスの曝露量，血中濃度が低下する。一方，初期投与量はシクロスポリン併用時と同量とし，血中濃度を確認後に増量を考慮するか，またはシクロスポリン併用時の1.5倍程度の用量で投与開始する。

[推奨度 B]

[Explanation]

エベロリムスは CY3A4 で小腸および肝臓で代謝され，また P 糖タンパク質の基質になるため，シクロスポリンを併用すると CY3A4 との競合的阻害および P 糖タンパク質阻害作用により，エベロリムスの血中濃度は上昇する。しかし，臨床用量のタクロリムスは P 糖タンパク質阻害作用が小さく，CY3A4 に加えて CYP3A5 を介した代謝の割合も大きいため，エベロリムスの血中濃度上昇は観察されない。

タクロリムス併用時では，シクロスポリン併用時に比較してエベロリムスの曝露量，血中濃度が低下し，シクロスポリン併用時と同等の AUC を得るためには1.5～2倍程度の用量を必要とする報告が多い。ただし，タクロリムス併用時でもシクロスポリン併用時と同程度の血中濃度となる患者もみられ，画一的な増量はエベロリムスの副作用発現につながる危険性もあり，必ずしも望ましくない。一方，すみやかにエベロリムスの血中濃度が上がらない場合は，薬効不足のため拒絶反応も危惧される。したがって，初期投与量はシクロスポリン併用時と同量とし，血中濃度を確認後，増量を考慮するか，またはシクロスポリン併用時の1.5倍程度の用量で投与開始する。

[参考文献]

1) Rostaing L, Christiaans MH, Kovarik JM, et al. The pharmacokinetics of everolimus in de novo kidney transplant patients receiving tacrolimus: an analysis from the randomized ASSET study. Ann Transplant. 2014; 19: 337-45.【Ⅳ】
2) Chan L, Hartmann E, Cibrik D, et al. Optimal everolimus concentration is associated with risk reduction for acute rejection in de novo renal transplant recipients. Transplantation. 2010; 90: 31-7.【Ⅱ】
3) Pascual J, del Castillo D, Cabello M, et al. Interaction between everolimus and tacrolimus in renal transplant recipients: a pharmacokineticcontrolled trial. Transplantation. 2010; 89: 994-1000.【Ⅱ】
4) Kovarik JM, Curtis JJ, Hricik DE, et al. Differential pharmacokinetic interaction of tacrolimus and cyclosporine on everolimus. Transplant Proc. 2006; 38: 3456-8.【Ⅳ】

和文索引

あ
アシルグルクロン酸抱合体　101
アゾール系抗真菌薬　66, 114
アモキシシリン・クラブラン酸　100

い
イトラコナゾール　66, 114
イノシン-1-リン酸脱水素酵素　2
インジナビル　114
医療材料　82
胃内容排出能遅延　97
移植肝重量　56
移植片対宿主病　2
遺伝子多型　66, 79, 103, 118

え
エビデンスレベル　4
エファビレンツ　115
エリスロマイシン　114

お
オメプラゾール　66
欧州臓器移植学会　84

か
カルシウム拮抗薬　65, 114
カルシニューリン　2
カルバマゼピン　65, 115
肝機能障害　55, 95, 112
間歇的静脈内投与　51

き
切り替え（注射/経口）　43, 52
切り替え（後発医薬品）　83
切り替え（タクロリムス/シクロスポリン）　53, 98
吸収　91

く
クラリスロマイシン　114

グレープフルーツジュース　65, 114

け
下痢　58
血液透析　94, 113
血中濃度　43, 91, 110
検体保存　35, 87, 108
献腎移植　41, 47

こ
交差反応性　76, 101, 117
抗CD20抗体　3
抗CD25抗体　2
抗HIV薬　115
抗菌薬　97, 100
抗てんかん薬　65, 115
後発医薬品　83
高値　83
高齢者　57, 96, 113

さ
サーベイランス　76
採血管　35, 87, 107
採血時間のずれ　38, 91
採血ポイント（タイミング）　36, 88, 108

し
シプロフロキサシン　100
ジルチアゼム　114
施設間誤差　76
授乳婦　58, 96, 113
初期投与量　51
徐放性製剤　59
小児　56, 96, 113
食後　111
食後投与　49
食事の影響　54, 92, 111
食前　111
食前投与　49
腎機能障害　55, 93, 112

す
ステロイド　97, 100
推奨度　4

せ
セイヨウオトギリソウ　65, 83, 115
セカンドピーク　88
生体肝移植　48
生体腎移植　41, 47
制酸薬　97, 98
赤血球移行率　34, 107
先天異常　58

そ
創傷治癒　113
測定機器　70, 101, 116
測定試料　34, 86, 107
測定頻度　41, 89
測定法　70, 101, 116

た
胆汁ドレーン　59
胆汁排泄　95

て
テラプレビル　66
低アルブミン血症　95
低値　83
定常状態　43, 89, 109
点滴チューブ　82

と
トラフ　3
トラフ値　8
投与設計　9, 13, 17, 21, 25, 28, 47
投与タイミング　92
投与量の換算（注射/経口）　52
投与量の換算（タクロリムス/シクロスポリン）　53
投与量変更　90

透析 55
　　——，血液 94, 113
　　——，腹膜 94
糖尿病 97

な
ナノピア®TDM エベロリムス 116

に
ニカルジピン 114
妊婦 58, 96, 113

ね
ネビラピン 115
ネルフィナビル 114

ひ
貧血 105

ふ
フェニトイン 65, 115
フェノバルビタール 65, 115

フェノールグルクロン酸抱合体 88
フルコナゾール 114
プログラフ血中濃度測定精度管理研
　究会 76
プロテアーゼ阻害薬 67, 114
プロトンポンプ阻害薬 68, 97, 99
腐敗 35
服用タイミング 54, 111
腹膜透析 94
分布 91

へ
ベラパミル 114
併用薬 65, 97, 114
変動係数 76

ほ
ホスアンプレナビル 114
ボノプラザン 66
ボリコナゾール 66, 114
ポリエチレン 82
ポリオキシエチレン硬化ヒマシ油60 82

ポリオキシエチレンヒマシ油 82
ポリプロピレン 82

ま
マクロライド系抗生物質 65, 114

め
免疫抑制薬 2

も
目標血中濃度 43, 91, 110

や
薬物相互作用 64, 97, 114

ら
ラベプラゾール 66
ランソプラゾール 66

り
リトナビル 114
リファンピシン 97, 99, 115

欧文索引

数字
6-MP 2

A
ABCB1 80
ABCB1 C3435T 80
ACMIA 法 70
ARCHITECT® 71
AUC 3
AUC_{0-4} 38
AUC_{0-12} 38, 88
AUTL 37
AUTL/AUC% 37

C
C_2 3, 38
CEDIA 法 70
Child-Pugh 分類 112
CLIA 法 70
CPCF 76
CV 値 76
CYP2C19 66, 80
CYP3A4 114
CYP3A5 79

D
DAA 66
DEHP 82

Dimension 71

E
early exposure 44
ECLIA 法 70
ELISA 法 116
EMIT 法 70, 101
Enzyme-mimicking assay 法 101
Expressor 80

G
GR/NR3C1 2
GVHD 2

H
HPLC-FL 法 101
HPLC-UV 法 101, 116

I
IMPDH 2
iMPT 77
IMx® 71

L
LC-MS/MS 法 101, 116
limited sampling strategy 37, 88

M
MEIA 法 71

mTOR 2

N
Nonexpressor 80

O
OATP1B1 67

P
PK パラメータ 32, 86, 106
PP2B 2
PVC 82
P 糖タンパク質 114
P 糖タンパク質阻害作用 66

S
SLCO1B1 67

T
T チューブ 95
TDM 2
TDx 71

U
UGT1A9 103

V
Viva-E 71

免疫抑制薬 TDM 標準化ガイドライン 2018
[臓器移植編]　　　定価（本体 2,800 円＋税）

2014 年 11 月 20 日　第 1 版（2014 年版）発行
2018 年 10 月 10 日　第 2 版（2018 年版）第 1 刷発行

編　者　一般社団法人　日本 TDM 学会
　　　　一般社団法人　日本移植学会

発行者　福村　直樹
発行所　金原出版株式会社
　　　　〒113-0034　東京都文京区湯島 2-31-14
　　　　電話　編集 (03) 3811-7162
　　　　　　　営業 (03) 3811-7184
　　　　FAX　　(03) 3813-0288　　Ⓒ日本 TDM 学会・日本移植学会, 2014, 2018
　　　　振替口座　00120-4-151494　　　　　　検印省略
　　　　http://www.kanehara-shuppan.co.jp/　　Printed in Japan
ISBN 978-4-307-47047-6　　　　　　　　　　印刷・製本／真興社

|JCOPY| ＜出版者著作権管理機構　委託出版物＞

本書の無断複製は著作権法上での例外を除き禁じられています．複製される場合は，そのつど事前に，出版者著作権管理機構（電話 03-3513-6969，FAX 03-3513-6979，e-mail：info@jcopy.or.jp）の許諾を得てください．

小社は捺印または貼付紙をもって定価を変更致しません．
乱丁，落丁のものはお買上げ書店または小社にてお取り替え致します．